医院图书馆
服务质量优化研究

魏丽艳◎著

新疆文化出版社

图书在版编目(CIP)数据

医院图书馆服务质量优化研究 / 魏丽艳著. -- 乌鲁
木齐 : 新疆文化出版社, 2024. 12. -- ISBN 978-7-5694-
4474-2

Ⅰ. R197.3-289

中国国家版本馆 CIP 数据核字第 20240BB013 号

医院图书馆服务质量优化研究   魏丽艳◎著

责任编辑   张丽娟
封面设计   党 红
出   版   新疆文化出版社有限责任公司
地   址   乌鲁木齐市沙依巴克区克拉玛依西街1100号(邮编:830091)
发   行   全国新华书店
印   刷   三河市燕春印务有限公司
开   本   787 mm×1 092 mm   1/16
印   张   12.25
字   数   180千字
版   次   2024年12月第1版
印   次   2025年1月第1次印刷
书   号   978-7-5694-4474-2
定   价   98.00元

前　言

当前,信息网络技术的迅猛发展改变了人们获取信息的方式。传统阅读方式的图书馆也因此受到冲击。尽管医院图书馆因其专业性而保持一定活力,但仍需应对外部挑战。提高医院图书馆的信息检索质量是增强其在信息时代竞争力的关键措施。为此,医院图书馆可以以图书信息索引的编制为基础,利用数字化资源信息索引有效提高信息资源的检索效率。在开展信息索引编制之前,医院图书馆还可以像公共图书馆等文化机构一样,采取合作模式来增加馆藏,丰富其提供的资源。此外,提高工作人员的素质、拓展服务内容和建设服务平台等举措也将有助于提升医院图书馆的服务质量。

2021年3月11日,第十三届全国人民代表大会第四次会议通过了关于国民经济和社会发展第十四个五年规划和2035年远景目标纲要的决议。根据《纲要》中的表述,医院图书馆在"十四五"期间的主要任务是积极推进数字化进程,致力于探索智慧医学信息服务,为医学科技创新提供支持。这一规划为公共文化产业和医疗行业注入了新动力,同时也提出了新要求。作为一种具备文化服务和医药健康双重特性的机构,医院图书馆需要抓住政策背景下的发展机遇,并克服发展过程中的挑战。

目 录

第一章　医院图书管理

　　医院图书馆作为医疗机构的服务部门,对于提供全面的医学信息资源和支持临床实践、科研工作具有重要意义。然而,目前医院图书馆的服务质量仍存在一些问题,如馆藏资源不足、服务流程繁琐,信息检索欠缺等。因此,本书将围绕医院图书馆服务质量优化展开研究,针对现有问题提出相应的解决措施,并探讨其可行性和实施效果。通过这样的努力,希望能够提升医院图书馆的服务质量,为用户提供更好的信息资源支持。

一、医院图书馆管理现状

　　随着我国医疗体制改革的逐步深化,医院之间的竞争日趋激烈。医院图书馆作为医学继续教育的主要场所和医院文献信息支持保障系统,承担着提升医务人员专业技术能力的重要任务,需要适应新的形势变化,及时调整工作思路,积极探索新的工作方法,努力开创工作新局面。因此,我国医院图书馆的从业者们也在不断深化对医院图书馆管理工作的研究。

　　早在1991年,曾秋梅便提出要通过医院图书馆管理工作的改革,不断提升为医疗和科研工作提供的服务的质量,其所采取的全开架、创办文摘、预约借书、优化阅读环境等措施,目前早已在全国范围的大型医院图书馆内完全落实[1]。王海、刘双红(2002)探讨了现代医院图书馆的信息管理和人力资源工作,从信息管理角度,重点提出了支持领导决策、学科建设和科研工作的特色服务和以现代信息技术为基础的全方位文献信息服务;从人力资源管理角度,主要提出要加强馆员的继续教育和采用权限管理模式实现医院图书馆员的分层管理[2]。李朝霞

（2005）分析了湖北省襄樊市中医院图书馆的工作状况，提炼出领导重视是前提、做好服务是关键、建立制度是保障、提高素质是根本的观点；同时针对医院图书馆最根本的服务工作，总结出了做好基础服务、改变服务方式、扩大服务范围、加速信息网络化建设的措施[3]。陈蔚（2014）着重关注了医院图书馆在其管理制度方面存在的问题，并提出了针对性的应对措施；该措施除了立足于常见的人员和资金角度，还创造性地提出了改革服务方式以优化采购、网络化发展，建立学科导航以提高图书信息资源的检索效率和数据库的使用率[4]。陈爱霞（2015）重点关注了医院图书馆管理环节中的人员管理工作，开展了对工作人员绩效评价的研究；利用商权法构建了医院图书馆工作人员绩效的评价指标体系，并确定了每个指标的权重；以山东省临沂市沂水中心医院图书馆研究对象，利用建立的评价指标体系开展了实证研究；评价指标的应用为沂水中心医院图书馆的工作规范、组织文化、服务水平的提升提供了强有力的支持[5]。边璐（2017）分析了网络环境下医院图书馆工作的新特点，主要表现为信息技术广泛应用、管理服务模式发生改变、信息安全需要重视；基于上述的特点，边璐还提出了医院图书馆工作的创新举措，主要包括树立创新服务意识、优化馆藏资源结构、构建共享平台等[6]。张维毅等（2019）针对医院发展的多院区特点，探讨了多院区图书馆管理和服务的问题和对策；主要利用了问卷调查和统计软件，分析发现目前多院区医院图书馆缺乏统一的规章制度，各院区间的资源缺乏充分地整合，面对的读者服务水平不均衡等问题；因此多院区医院图书馆应当根据自身需求选择适合的管理模式，加强信息化建设，调整功能定位，建立多馆制医院图书馆管理制度，完善读者服务，加强对外合作[7]。张宇（2021）从医院图书馆的内部和外部两个角度出发，分析了当前医院图书馆管理过程中存在的问题，并据此提出了针对性的策略；针对医院图书馆内部管理理念陈旧、缺乏专业人才，外部缺乏资金投入与领导重视，同时面临着互联网行业冲击的问题，提出了加强重视、加大投入、更新理念、变革制度、引进人才、促进合作与实现自动化的应对措施[8]。修小新（2022）基于知识经济时代知识管理的背景要求，对医院图书馆在管理层面的创新展开了思考；他认为在知识管理背景下医院图书馆应当展现出高时效性、互动性、获取性和突破时空限制的特点,因此在管理工作中应当树立"以人为本"的理念、开展技术创新、创新管理服务、建设高质量人才队伍、提升服务质量[9]。

综上所述,可以发现,当前对医院图书馆管理工作的研究,大多集中在理论探讨层面。早期有部分学者或从业者提出一些具备可执行性的措施,但随着时代的发展,这些措施也已经很难满足新时期用户变化了的需求。虽然,在高新技术和先进管理理念的驱动下,我国的医院图书馆事业已经有了长足的发展和进步,但就目前而言,仍然存在许多尚未解决的问题。

(一)资源有待丰富

目前,医院图书馆面临一个重要问题,即图书馆的资源有待丰富。由于预算有限和采购不足,我们的图书馆收藏的医学书籍、期刊和其他学术资料的数量相对较少。这使得读者在寻找特定主题或进行深入研究时的选择范围受限,无法满足他们的需求。

一个优质的医院图书馆应该包含各个医学专业领域的最新研究成果、临床指南、医学教材和参考书籍等。然而,由于资源有限,无法提供足够多的最新和全面的资料,这对于医院的教学、研究和临床实践都是不利的。

(二)缺乏管理人员

目前,图书馆面临着管理人员短缺的问题。传统的医院图书馆员已经无法满足当前图书馆的需求。随着信息技术的发展和应用,图书馆的管理工作需要更专业的人才。首先,图书馆缺乏专业的图书管理人员。传统的医院图书馆员虽然有工作经验,但他们缺乏现代图书馆管理的专业知识和技能。现代图书馆需要专业的人员来处理图书的分类、编目和管理,以确保图书馆的资源得到有效的利用和管理。其次,图书馆员需要具备信息检索技术的能力。传统的医院图书馆员往往缺乏应用信息检索技术的能力,无法帮助读者进行高效的图书和资料检索。现代图书馆需要能够灵活运用信息技术,提供准确和及时的信息检索服务,以满足读者的需求。

(三)与现代化需求不符

医院图书馆的现状与现代化需求不符。在传统模式中,图书馆的资源受限于数量,这意味着医院图书馆的藏书数量有限,无法满足读者对多样化、实时和共享的医学信息的需求。此外,在传统模式中,图书的使用存在竞争性,即同一本图书无法在同一时间被多个用户使用,这限制了图书信息资源的利用率。

然而,在信息时代,人们对信息获取和利用的需求发生了巨大的变化。现代社会对医学信息的需求更加开放和共享,读者希望能够随时随地访问和利用医学资源。此外,医学领域的知识和研究成果不断更新,需要及时获取最新的学术信息。然而,传统的医院图书馆模式无法满足这些现代化需求。

(四)管理人员素质水平较低

作为重要的文化机构的医院图书馆更是如此。这样的图书管理员是专业人士,可以提供更详细的服务。就国内的医院图书馆而言,由于各种因素,医院图书馆中的工作人员,尤其是高校或专业机构的医院图书馆中。需要主管部门严格落实馆员的招聘、录用机制,打造合理的医院图书馆员队伍。

(五)医院图书馆设备陈旧

受限于有限的经费,目前许多医院图书馆仍在使用陈旧的设备。然而,这些设备功能落后且运行速度有限,妨碍了医院图书馆开展新型服务工作,无法适应现代社会、经济和文化的发展。特别是随着互联网大数据的融入,彻底改变了人们的生活方式和思维方式,我们迫切需要更新医院图书馆的设备,以与时俱进。

(六)图书资料借阅中的问题

首先,图书借阅流程不够顺畅,借阅人员可能需要在不同的地方进行借书手续,如借书台、自助借书机等,导致借阅过程繁琐,增加了借阅人员的等待时间,降低了借阅效率。其次,借阅期限管理不够严格,有些借阅人员可能超过了规定的借阅期限,但并未得到及时的提醒或处罚,导致图书无法按时归还,影响了其他借阅人员的借阅需求。此外,图书馆的借阅系统可能存在不准确或过时的信息,有时借阅人员可能发现某本书被标记为可借状态,但实际上并不在馆内,这会导致借阅人员的时间浪费和不便。最后,图书馆的借阅规则和政策可能不够透明或易于理解,借阅人员可能对借阅期限、续借次数、罚款标准等方面存在疑惑或误解,增加了借阅人员与图书馆工作人员之间的沟通成本,可能导致纠纷或不满。

二、优化医院图书馆服务措施

为了优化医院图书馆的服务措施,我们需要采取一系列措施来提升服务水平。首先,我们要加强馆藏资源。通过持续购买新书、订阅在线数据库以及扩充期刊合集,我们可以丰富图书馆的收藏,并确保满足医院各科室的需求。同时,我们还需要招聘和培养更多专业的图书馆管理人员,他们熟悉信息检索技术,并能够应用这些技术来提高图书利用效率和满足读者的需求。

其次,为了使医院图书馆服务与现代化需求相适应,需要进行改革和创新。引入数字化资源是一个重要的举措,通过提供电子书籍、电子期刊和在线数据库,读者可以随时随地访问和利用这些资源。另外,与其他医学图书馆建立合作关系,共享资源和信息,也可以丰富图书馆的藏书并提供更多选择。此外,鼓励医院内部的医生、研究人员和学生共享他们的研究成果和学术论文,可以促进知识共享和学术交流。

除了图书馆资源的优化,改进服务流程也是提高医院图书馆服务效率的关键。我们可以简化借书、还书和预约服务的流程,并引入自助借还书机等机制,以节省用户的时间和精力。同时,引入在线预约和续借服务,可以便捷地满足用户对图书馆资源的需求。

同时,为了提升用户体验,我们需要提供舒适的阅览环境。这包括安静、整洁的阅览室和舒适的座位和桌子。我们还应该提供充足的灯光和电源插座,方便用户使用电子设备。此外,友好、热情的服务人员可以回答用户的问题和解决他们的需求,为用户营造良好的学习氛围和体验。

最后,为了提高医院图书馆服务质量,我们可以优化借阅流程。除了传统的纸质书籍外,我们可以引入电子资源借阅,提供电子书籍、期刊和数据库的使用权限,方便用户随时在线获取所需资料。这种方式不仅方便了用户,还节省了书架空间。

三、医院图书馆服务优化质量可行性分析

在研究医院图书馆服务质量的优化方案时,可以通过多种措施来改善当前

的状况,包括提升馆藏资源、改进服务流程和提升用户体验等。

首先,在优化馆藏资源方面,可以考虑扩大图书馆的收藏种类和数量。除了传统的纸质书籍外,引入电子资源也是一个重要的选择。这样一来,就能够满足用户对于各种多样化信息的需求。也可以与各出版社和供应商建立长期合作关系,确保得到最新图书和资源的更新。

其次,在改进服务流程方面,简化借书和归还的流程是一个有效的方法。设立咨询台和推行预约服务等,可以提高整个服务的效率,同时也能提升用户的满意度。此外,建立跨部门协作机制,并加强与医院内其他相关部门的沟通和合作,以便流程的顺畅和信息的及时传递。

另外,为了提升用户体验,可以举办一些培训和讲座活动,提供舒适的学习环境,并引入个性化的服务。这样可以增加用户的参与度和积极性,使图书馆成为他们学术研究和医疗工作的有力支持。

然而,在实施这些优化措施时,可能会面临一些问题和挑战。例如,馆藏资源的扩充可能需要与出版社和供应商进行合作,这需要时间来建立稳定的合作关系。此外,在引入电子资源的同时,也需要确保网络和技术设施的稳定性,以便用户能够顺利访问和使用这些资源。改进服务流程涉及到各个部门的协调,需要确保流程的顺畅和信息的及时传递。另外,还需培训图书馆员工,以提高他们的专业素养和服务能力。

针对以上问题和挑战,可以采取一些具体的解决方案和应对策略。比如,与出版社和供应商建立长期稳定的合作关系,以确保图书馆能够及时得到新书籍和资源的更新。在引入电子资源时,需要加强网络和技术设施的维护和优化,确保用户能够顺利访问和使用。此外,建立跨部门协作的机制,通过定期沟通和会议来保障流程的顺畅。

综上所述,通过实施优化措施,可以有效提高医院图书馆的服务质量,为医疗工作和学术研究提供更好的支持和帮助。然而,在实施过程中需充分评估可行性,并根据具体情况制定解决方案和应对策略,以克服可能遇到的问题和挑战。

第二章　医院图书馆服务质量的优化方法

一、医院图书馆信息索引

（一）医院图书馆信息索引的概念和现状

医院图书馆的服务质量与信息索引密切相关。信息索引是为了方便用户检索和利用图书馆藏书、期刊、论文等各种文献资源而制作的一种目录或索引。在医院图书馆中，信息索引的重要性不言而喻。它为医务人员、研究人员和学生提供了快捷准确地查找所需信息的途径，有效支持了医疗服务、临床决策和科学研究的开展。

然而，当前医院图书馆信息索引面临一些问题和挑战。首先，在索引工具和技术的使用上，有些医院图书馆仍然采用传统的手工编制索引，流程繁琐、效率低下。这导致了索引的更新和维护困难，无法及时反映新知识的出现。其次，由于缺乏统一的索引规范和标准化的指导，不同工作人员可能会根据自己的理解和经验进行索引，导致索引的质量和一致性无法保证。此外，随着新的文献资源不断涌现和旧的资源被淘汰更新，信息索引的更新也面临着一定的挑战。

因此，为了优化医院图书馆的服务质量，我们需要采取一系列方法和策略来提升医院图书馆信息索引的质量和效率。首先，引入先进的索引工具和技术，例如自动化的索引制作软件和文献数据库整合工具，可以减少手工编制索引的时间和劳动成本，提高工作效率。其次，建立统一的索引规范和标准化的指导，包括关键词选择、分类编码等方面的规定，可以确保索引的质量和一致性。此外，与其他医疗机构的图书馆进行合作，共享索引资源和经验，可以进一步提升信息检索的效率和准确性。

在信息更新方面,医院图书馆应及时关注新的文献资源的出版和推送,并通过自动化的更新机制更新索引内容。同时,对于旧的资源,应及时淘汰并更新相关索引信息,确保用户获取到最新、最优质的信息资源。

总之,优化医院图书馆信息索引是提升服务质量的关键环节。通过引入先进技术、统一规范和合作交流,医院图书馆可以提高信息检索的效率和准确性,更好地满足用户的需求。

(二)医院图书馆信息检索技术的应用

文献信息检索服务是医院图书馆的一项重要服务内容,可以极大地提升医学科研工作的效率。在当前这个急剧变化的社会环境下,医院图书馆的信息检索服务和信息检索技术的应用状况,都随着网络信息技术的发展而发生着变化。

在二十世纪末到二十一世纪初时期,医院图书馆采用的信息检索工具还主要是纸质版和光盘工具,采用的信息检索方式也以手工检索与计算机检索的结合为主。张政(2000)立足于这种特点,分析论述了医院信息检索工作的组织与实施;强调了文献信息检索服务需要配备专职的检索员、独立的办公地点和完备的检索工具,并按照严格的受理题目、分析提问、制定方案、选择工具、确定途径、运用方法、提供结果的程序开展[10]。周春燕(2004)基于当时信息技术和医学学科的发展态势,提出了医院图书馆应当建立电脑检索室优化检索过程,开展医学信息检索、医学信息咨询、医学科研定题等服务内容的见解;同时,还提出要以查全率、查准率和响应时间作为评价指标,为电脑检索室服务质量优化提供支持[11]。尹晓莉(2005)则重点关注了医院图书馆的信息检索服务,对于当时新兴的"循证医学"研究的价值;详细介绍了医学科研工作者应当如何利用医院图书馆的信息检索服务,获取开展循证医学研究的基础数据;同时,也根据循证医学研究的需求特点对图书馆和图书馆员提供了[12]。王玲、孟笑梅(2008)从数据库的角度出发,论述了文献信息检索对医院图书馆建设的重大作用。以我国建立的生物医学期刊文献服务系统为例,分析了其主要功能和特点,并以河北省人民医院对的应用实践为基础,总结发现的中文检索界面、简洁的分类导航和自动化的文献传递服务,不仅提升了医院的科研水平,同时还提升了医院图书馆的资源配置和信息服务能力[13]。胡淦英(2013)分析了福建医科大学附属协和医院图书馆对计算机信息检索系统的应用,着重论述了医院图书馆利用计算机信息检索向临床科研工作者提供科研动态、学术会议等前沿内容,同时提供文献检索、科技查新、申报课题及循证医学研究等服务内容,从而在医院的临床、科研和教学等方面发挥了更大的作用[14]。

利用文献调研和网络调查法,对既往相关文献和各级医院图书馆进行调查研究,发现他们对信息检索技术的应用和相应的配备措施主要有以下六部分的内容。

1. 规范化整理信息

在图书资料编辑目录工作中,需要对信息进行规范化整理。随着网络科技的不断发展,使用计算机技术进行编目能够大大缩短编目时间,方便有效地实现信息共享,并且限制程度也相对较小。信息检索技术的应用是图书馆管理走向现代化的重要手段。当前,信息技术的发展速度非常快,自然语言检索方法已经成为人们关注的焦点。尽管如此,分类法在图书馆管理中的作用仍然不可替代,它能够使得信息检索的方式更加便捷。

2. 信息保存

信息保存是图书管理发展中不可或缺的一环。传统的图书管理方式需要管理者了解读者的需求并采购相应的书籍,然后有序地排列它们。然而,随着信息技术的迅速发展,信息技术管理已经引入了人们的视野。通过信息技术的应用,可以有效提高工作效率并改善传统人工管理方式存在的缺点。当前,图书管理正逐步向现代化技术方向发展,这标志着图书管理正朝着更好的方向迈进。信息技术的应用使得图书管理更加便捷和高效,图书馆可以利用电子系统来记录和检索图书信息,使得读者能够快速找到所需书籍。此外,数字化图书馆已经崛起,用户可以通过互联网在线阅读和借阅图书,无需实体场馆,节省了空间和资源。信息技术也可以帮助图书馆构建个性化的服务,通过用户数据分析,根据用户的借阅记录和兴趣推荐适合他们的书籍,提升用户体验。同时,信息技术还可以改善馆藏管理,通过数字化标签和 RFID(射频识别)技术,实现图书盘点、归还和借阅的自动化,节省了人力成本。可以预见,随着技术的不断进步和应用,图书管理将会变得更加智能化和便捷化,为读者提供更好的服务。

3.提供阅读服务

信息检索技术的出现极大地节省了用户的时间,同时也使得图书馆的推荐和借阅服务变得更加重要。通过信息检索技术,图书管理的服务方式得到了提升。用户能够利用信息检索技术来查找借阅资料,而这项技术不受时间和地点的限制,实现了图书资料的共享,帮助用户快速、便捷地找到满意的资料。这一服务的出现,在很大程度上改善了用户的阅读体验。

4.网络检索

网络检索技术具备重要的功能,可满足用户在互联网上查找和分享信息的需求。近年来,图书资料的管理方式正在迅速转变,计算机技术成为了主要手段,尤其是网络化分布式的数据库存储技术,使得图书信息资源以网络化的方式进行存储。网络检索即在信息网络中寻找所需的资料,它涉及到多个领域,并且是互联网与传统图书管理相结合的产物。网络检索的功能非常强大,尤其是互联网上存在着各种检索工具,这些工具种类繁多、功能相对完善,同时运行和使用方法也相对成熟。

5.全面升级自动化管理体系

当前的图书管理系统已经进入了信息化管理模式,用户借阅图书的过程更加智能化和便捷化。同时,图书的利用率也得到了整体提高。用户可以通过信息检索技术快速找到需要的资料,并且借阅信息将被存储在计算机中,方便管理者及时掌握书籍借出的时间,以实现对图书信息资源的自动化管理。此举进一步提升了图书管理的效率和质量。

在这个信息技术高度发达的时代,完善自动化管理体系是图书管理工作的重要任务。通过引入自动化技术,图书馆能够更加高效地管理图书的借阅和归还。用户只需通过电脑或移动设备进行操作,就能够便捷的完成借阅流程。无论是学生还是教师,都可以轻松借到所需的图书,大大减少了等待和排队的时间。

此外,自动化管理体系在图书馆资源的利用方面也起到了积极作用。通过建立数字化图书馆和提供在线电子资源,用户可以随时随地获取所需的学习资料。不再局限于实体书籍的数量和时空限制,真正实现了图书资源的共享和利用。

改进自动化管理体系既利于阅读的便利,也对图书馆管理者提出了更高的要求。他们需要掌握信息技术,并熟练运用各类图书管理软件。只有不断学习和创新,才能保持自动化管理体系的高效运作。

总的来说,完善自动化管理体系是图书管理工作的必然趋势。它使图书馆借阅流程更加简便,提升了读者的满意度,也为图书资源的利用带来了更多的可能性。图书管理者应积极适应这一变革发展的趋势,努力提升自身素质,促进图书管理事业的持续发展。

6.优化检索方法

目前在应用现代信息检索技术时,亟需对检索方法进行改进,以明确检索词之间的逻辑关系,并优化相关的检索过程。为了提高图书信息检索的查全率,可以在关键字检索中增添同义词和近义词,利用截词符号和定义词的匹配形式实现检索词的广度扩展。特别是在避免因外文单词的拼写错误和前后缀影响而产生问题方面,截词符号的运用是至关重要的。除此之外,根据图书的特点并进行缩略语测试,还能够提高搜索词的相关性与搜索精度,从而满足对结果筛选所需材料的需求。

(三)医院图书管理信息系统的应用

随着计算机科学技术、存储技术和通信技术的飞速发展,信息革命已经悄然改变了现代社会。在信息爆炸的时代,为了适应时代的要求,每个人都必须通过阅读来丰富自己的知识体系和能力。人们对阅读需求的不断增长,图书馆资源的有效管理与利用已成为一个迫切需要解决的问题。信息技术融入图书馆管理与服务,让图书馆管理更加轻松便捷,具有十分重要的意义。信息技术的飞速发展提高了其在各领域的适用性,高新技术的应用为管理领域带来了新的改革,为图书馆提供了一种高效的工作方式。这使得图书馆管理与服务发生了前所未有的变化。数字化、智能化、智慧化等概念在公共文化服务领域的广泛普及，各级图书馆纷纷借助计算机技术和网络技术，搭建了各自的图书管理信息系统，成为数字社会、智慧社会的重要组成部分和标志性成果。

我国图书馆管理信息系统起步于二十世纪70年代，最初主要是对已有系统的应用和改进。二十世纪80年代中期，我国开始研发集成系统，逐步实现图书馆管理信息系统的自主化。由于当时的计算机软硬件技术刚刚起步，网络传输速率也很低，因此这一阶段的图书馆管理系统的作用范围是单机或局域网内。到90年代中期，图书馆管理信息系统开始采用C/S模式层结构并逐步完善了图书管理与服务所需的各项功能。到了二十世纪90年代后期，我国图书馆管理信息系统的研究逐渐与国际接轨。多层客户机/服务器结构的技术特点使多台硬件设施的协同合作成为现实，提高了整个系统配置的协调性，运行效率。进入，二十一世纪以来，经济的高速增长推动了技术的革新，国内图书馆管理信息系统取得了长足的进步，研发技术水平已经十分成熟和完善，但与国际领先水平依然存在一定的差距。早在二十世纪50年代，研究者就开始探索信息管理系统在图书馆领域的应用与实践。当时，研究人员利用IBM701机器实现了单个词语之间的匹配操作，开启了信息检索自动化和智能化的篇章。二十世纪80年代，图书馆管理信息系统则标志着图书馆管理信息系统迈进了市场化时代。二十世纪90年代，网络以及数据库的发展和多媒体技术的发展，为图书馆管理信息系统的自动化革命提供了保障。进入二十一世纪后，世界范围内出现了图书馆管理信息系统的研究与开发机构，并形成了许多图书馆管理信息系统，自动化程度也进一步提高。

医院图书馆在资金、规模、政策和技术条件等多方因素的限制下，对管理信息系统的应用和探索起步要远远地晚于公共图书馆。1998年，温州医科大学附属第二医院的李建宏和徐力辛开始探讨医院图书馆信息网络系统的设计思想和实现方案；但仍然处于设想的阶段，只是在其中讨论了医院图书馆信息网络系统应当具备的功能和所需的软硬件环境，并未具体完成系统的设计和实现[15]。信息资源是医院图书馆信息管理系统的核心,因此张静海、张方(2004)将视角放在了信息化时代医院图书馆信息资源的建设上,以丰沛的资源储备应对信息时代医院图书馆面临的各项挑战[16]。杨涌(2008)则是提出医院图书馆可以借助医院的 HIS 系统,完成对医务人员的文献信息服务;但同时,他也清晰地表示医院图书馆并不能放弃开发相应的图书管理信息系统,这将是医院图书馆发展的大趋势[17]。李萍和李芳(2013)基于结构设计并实现了一个医院图书管理系统,系统主要由信息管理、图书信息管理、用户信息管理、图书借阅管理和报表统计管理五个模块构成,该系统在设计实现后在莱芜市妇幼保健院内部运行效果良好,获得了院内职工的高度认可[18]。信息安全是网络环境下必然存在的问题,韩雪峰等人(2013)重点关注了医院图书馆信息系统中信息的安全问题,调查了黑龙江省医院图书馆文献和网络信息资源面临的物理和虚拟的安全隐患,并从技术、整合与管理三个角度分别提出了有针对性的对策[19]。解放军第 451 医院图书馆以医院网络信息系统体系和医院图书馆信息管理系统为基础,面向全院的职工开展图书馆自动化管理、信息互动、文献传递等信息服务[20]。

医院图书馆的定位与职能,使其成为医务工作者获取信息与知识的主要场所,在这个现代信息资源的集散地中,用户可以自主或在医院图书馆员的帮助下使用信息查询或数据采集的工具,得到自己想要的数据、信息或知识。医院图书馆的服务为庞大的用户群体和大量的医院图书信息资源之间搭建了一座桥梁,同时也面临着用户需求多样和医院图书信息资源种类繁杂的难题,因此医院图书馆在其信息化建设过程中引入的软件管理系统,有助于实现对信息资源的快速查找。借助信息技术发展的驱动力,彻底颠覆了手工登记的传统医院图书借阅方式,通过高效实用的医院图书馆信息管理系统、标识图书用户使用的实体或虚拟卡片完成图书资源的借阅服务。这种借阅服务方式,极大地降低了图书去向无法追溯的概率,使图书资源的安全得到了极大的保障。

庞大的数量会为管理造成严重的阻力,在信息爆炸的大数据时代背景下,大型医院图书馆除了数十万册的实体医院图书,还会储存大量的电子或数据资源。无论是资源的储存量还是实体与数据资源管理间的壁垒,都对医院图书馆的管理工作造成了寻常方式难以解决的麻烦。而借助信息技术构建医院图书信息管理系统,解决海量数据产生的危机,是实现医院图书馆资源的高效管理可行途径。系统所具备的程序化、系统化、方便化特点,改变了传统的读者通过编码、排架等方式,实现了更方便、更周到的查询和借阅服务。

科学、高效的医院图书文献管理方法与模式,可以对科学研究的进展产生强大的正向推动力,影响着各学科的发展步伐。因此,作为信息管理现代化重要组件的医院图书馆管理信息化程度的提升有助于我国医疗科技水平的进步。技术的飞速变革使计算机领域软硬件更新迭代的速度加快,因此造成了数据保存以及信息处理复杂程度的不断加大。现在的医院图书馆办公模式发生了很大的变化。计算机技术依靠其强大的计算能力,早已在信息处理领域站稳了脚跟,成为该领域的核心技术。医院图书管理实质上就是一个信息处理的过程,它通过对包括书名、作者、出版时间、出版社、书号、检索等在内的基本信息的提取与组织实现,进而完成医院图书信息的存储和流通。传统的手工编目、卡片登记等管理方法不仅耗费众多的人力以及物力,使得资源造成了浪费,不能被有效的利用,与传统方法相比,信息管理系统大大提高了工作效率,并且还可以保证较高的准确性,从而保障了医院图书馆管理水平的有效提升。

第三章 优化医院图书馆服务质量的策略

一、建立医院图书馆信息索引

（一）当前，在我国各个领域，信息化建设取得了显著成果，为人们的工作和生活带来了极大便利。信息服务领域是最早开始信息化建设的行业之一，也是对信息化建设程度依赖性和受影响程度最高的行业之一。深化信息化建设推动了图书资源的数字化生产、存储和服务，大大降低了纸本图书破损的可能性，实现了图书资源的共享服务，不仅节省了大量开支，还使图书馆的信息服务能力得到实质性提升。

在传统的图书管理与服务过程中，图书的借阅服务十分复杂繁琐，既浪费人力又浪费物力。传统的借阅程序需要馆员使用检索工具书或者卡片式图书索引进行低效率的检索，然后登记读者借阅的书籍，并及时通知读者按时归还。这些操作不仅耗费大量时间，而且会影响工作人员的效率。如果借阅者过多，读者可能因排队时间长而放弃借书。然而，图书馆领域的信息化程度的提升较好地解决了上述问题。

特别是信息化建设，彻底改变了信息检索的工具和技术环境，使传统的纸质索引和检索工具书被完全弃用。现在采用的检索系统更方便、效率更高，查全和查准率更高。然而，信息检索的本质并未改变，无论是人工还是系统检索，都是基于预先编制的信息索引确定需要的图书信息资源。区别就是索引的形式，从传统的纸质转变为计算机易于识别和操作的数字形式。用户的信息检索过程也不再直接接触索引，而是通过系统提供的界面进行操作。因此，编制与信息检索系统相适应的图书资源信息索引仍然是图书馆及相关行业的重要任务。从信息资源本身和图书馆的两个层面来看,这一任务具有重要性和紧迫性。

1.对图书信息资源本身而言,编制图书信息索引有助于解决"信息泛滥"造成的一系列问题。

编制图书信息索引对解决因"信息泛滥"而引发的问题非常重要。随着信息时代的到来和互联网的普及,大量信息在网络空间中不断涌现,尤其是社交平台的兴起,使得信息的增长速度加快,传播广度扩大。然而,这些信息并不总是准确和真实的。例如,在网络平台上,朋友们分享的美食、健康常识或电影赞赏可能只适合他们的口味,缺乏普适性。这主观或虚假信息的增多挤占了真实信息的空间,给用户获取真实信息带来了困难,加剧了信息泛滥的问题。

信息泛滥主要指的是随着我国移动互联网和其他信息网络技术迅速发展,信息的产生和流通变得更快,形成了一个庞大的信息库,其中包含了大量对用户无用甚至有害的信息,却只有很少是用户实际需要的。新媒体技术的出现为信息泛滥提供了土壤,互联网的便利性使得信息的发布与传播变得极为方便。然而,其中存在着政府信息监管和商业炒作的难题,导致了虚假信息和不准确信息的增长。这些问题不仅给用户使用信息带来了困扰,也浪费了用户获取信息所花费的时间、精力乃至财力等成本。

图书馆作为提供信息服务的机构,在信息泛滥的背景下,需要采取措施来解决相关问题。编制适应当前信息检索系统的图书信息索引,能够为用户提供更准确的检索依据和多样的入口,提高图书信息检索的准确率、全面性和用户满意度。这将使用户更愿意使用图书馆提供的工具和接受其服务。

2.对图书馆自身而言,编制图书信息索引有利于本馆图书资源的各项管理工作。

图书馆编制图书信息索引对于图书馆自身有许多好处。首先,信息索引能够提高图书管理的效率。通过创建和管理信息索引,图书馆可以节省人力物力资源。借助信息索引,图书馆员可以利用电子设备实现对图书管理工作的半自动或全自动化运行,从而建立科学的管理程序,简化全馆性质的工作,并提高图书馆管理效率。此外,信息技术的应用还简化了重复繁琐的工作,大大减少了错误发生的可能性。

例如,现在如果有人想借一本书,他们只需要在电脑上搜索书名,系统会立即显示该书是否被借出以及剩余数量,整个借阅过程只需几分钟。

其次,信息索引有助于实现图书管理的自动化。计算机和网络技术的应用是图书馆实现自动化管理、提高读者水平所必需的。而信息索引是引入各种功能强大的计算机网络应用工具的基础。以信息索引为基础的计算机网络技术的应用需要配备相应的硬件设备,如传输、存储和显示设备,以实现图书信息的自动化控制,完成图书管理工作。

第三,信息索引有助于丰富图书信息资源。图书馆开展各项工作的基础是图书信息资源的储量。各级图书馆应该加强图书信息资源的建设,丰富信息资源的储量。信息索引为图书馆采取扩大资源搜集范围、资源整合等资源建设措施提供了接口与基石。

最后,信息索引有利于提高图书信息的安全性。图书信息资源对于图书馆来说是宝贵资产,保护图书信息的安全一直是图书行业关注的重点。随着信息化程度的加深,数字化的图书信息资源以及与之相关的各种机器设备也被纳入保护范围。信息索引与计算机技术的结合可以有效防止某些信息安全问题的发生。例如,密钥系统的应用与信息索引相关联。此外,信息索引的应用还可以保障纸本图书的安全。通过结合信息索引和设备与技术,可以有效监控纸本图书资源,避免未经借阅程序将书籍擅自带出图书馆的情况发生。

总的来说,信息索引在图书馆管理中具有重要的作用,能够提高管理效率,实现自动化,丰富资源,并提高信息安全性。

(二)建立图书信息索引的作用

1. 避免科研工作中的无意义重复或走弯路

科学技术的进步是一个不断发展和传承的过程。在进行新的科研工作之前,科研人员应全面而准确地了解相关研究的进展和动态信息,以避免不必要的重复劳动。信息检索在搜集相关研究情报方面具有重要的作用,它可以有效降低重复劳动和走弯路的发生。举例来说,曾经有保温瓶制造厂投入大量时间、人力和成本研发镁代银镀膜工艺,但实际上这项技术几十年或十几年前就已经有其他公司推出并获得专利授权。而令人惊讶的是,相关专利文件已被当地科技信息所记录。如果在研发初期,相关部门和人员能够全面而准确地搜集目标领域国内外研究成果和进展的信息,就能有效避免无谓的资源浪费。事实上,对于任何一个课题,信息都贯穿始终,在选题、实验设计和结果产出等方面都需要信息的参与。在开始一项课题之前,研究人员可以根据研究主题进行信息检索,以便了解相关领域的研究方案和阶段性成果,从而在此基础上进行创新,避免重复研究和走弯路,以节省资源。

2. 大幅节省研究人员收集所需信息的时间

避免科研过程中的重复劳动和走弯路是非常重要的。在进行新的研究之前,科研工作者应该广泛获取相关领域的研究进展和动态信息,以避免无谓的重复工作。信息检索是获得相关研究情报的主要手段和工具,在科研工作中起着至关重要的作用。它能够有效减少资源的浪费和走弯路的现象。

一些研究工作投入了大量的时间、人力和物力成本,却发现类似的技术早在几十年甚至十几年前就已经被研发并获得专利授权。而且,这些专利授权文件甚至被当地的科技信息机构所收录。如果在研发之初,相关部门和工作人员能够全面而准确地搜集国内外目标领域的研究进展和成果信息,就能有效避免这种无谓资源的浪费。

事实上,对于任何一项课题而言,信息贯穿始终。无论是在选题阶段还是在设计实验和结果分析阶段,都需要信息的参与。在开始一项课题之前,研究人员可以根据研究主题进行信息检索,以发现相关领域的研究方案和阶段性成果。这样可以在一定基础上进行再创造,避免资源的重复研究和走弯路的现象。

因此,科研工作者应该重视信息检索的作用,充分利用各种资源和工具,将其纳入科研过程中,以提升研究的效率和准确性,并避免不必要的重复劳动和走弯路。

3.为全体公众获取新知识提供了便捷途径

随着市场经济的快速发展和信息化时代的来临,传统的知识获取方式逐渐无法满足公众对信息和知识的迫切需求。因此,社会公众需要打破传统教育模式的束缚,自行搜索并学习各种新的知识和技能来提升自己的竞争力。通过信息检索的方式,人们可以轻松地从网络世界中获取大量技能教程,这些教程完全能够满足市场需求,引领公众进入更广阔的知识领域。可以说,信息检索为公众提供了获取新知识和新技能的捷径,而掌握信息检索的技能实际上相当于"授人以渔",用户可以随时使用信息检索的能力找到所需的教学资源,可供终身学习。

二、编制图书信息索引的核心——元数据

(一)元数据的基本内容

1.元数据的内涵

在设计元数据方案之前,我们必须对元数据的定义和作用有充分的理解,并明确为何需要构建元数据。只有深入了解元数据,我们才能更好地进行元数据的构建。本文引用了目前广泛接受的几种描述来解释元数据的含义。

元数据,也称为"中介数据",主要指描述各种信息资源数据的数据,即对信息资源的描述性信息。它包含基本内容和属性特征,以及识别不同相关信息之间关联的结构化数据。元数据的出现旨在识别和评估信息资源,方便人们获取数据,并且支持跟踪资源使用变化、实现高效的大数据处理,以达到合理有效地收集和管理信息资源的目的。

当前,元数据广泛应用于各种信息资源领域。在图书界,这个术语最早由戴维·比尔曼提出。目前存在着几种广为接受的元数据定义。例如,国际图书理事会的《电子文件管理指南》(1997)认为元数据指的是关于我国电子图书文件的发展历史背景、信息和组织结构等重要数据,是管理电子图书文件的重要技术基础。另外,《电子文件管理指南》(1999)提出了另一种定义,认为元数据是用于描述电子文件和其他电子文件版本之间的历史背景和相互关系的结构化管理数据,与图书目录存在相似之处。澳大利亚联邦机构电子文件保管元数据标准(1999)则将元数据定义为对储存的电子文档进行相关背景介绍的描述信息。《电

子文件管理教程》中的定义认为元数据是自动记录电子文件形成时间、地点、人员、活动、文件系统、结构和内容等具体数据的描述,即对电子文件事件的简要描述和基本信息概括。此外,《电子文件管理理论与实践》一书认为元数据是用来描述资源和特征信息的一种信息。另外,张晓林在《开放元数据机制:理念与原则》一书中提到元数据机制就是通过计算机自动化可读的开放式编程语言方法来标记各种元数据,以便用户能够在整个系统中实时发现、交换、转移和理解相应的数字物理对象。

通过对上述各种元数据定义的描述和比较,我们可以看出学术界对元数据的描述有所不同。但是从这些表述中,我们仍然可以找到一个共同点:元数据主要指用于描述电子图书的各种信息特性和特征的数据集合,并且这些数据能够成为内部资源和外部链接之间重要的工具和纽带。此外,通过元数据对电子文件的特性描述,我们还可以发现文件之间的联系,进而实现图书信息资源的广泛整合,以便进行资源的聚合。随着研究的深入开展,对这些元数据的了解也越来越深入。为了方便理解,工作人员将电子文档中的元数据简化为两个基本方面,即"著录信息或著录数据"以及关于电子文档内容和背景的信息。其中,核心元素相当于《著录》中的具体项目,元数据之间的格式则类似著录中各项目之间结构性的相关信息,同时元数据编码能够对著录信息进行编码。另一方面,元数据还扮演着电子文档基本描述的角色,在电子文档管理中起到重要作用。

为了更好地理解数据的含义,我们可以举一个例子来说明。假设我们要描述一个人物:他是一个四十岁左右的男性,身材很矮小,相貌普通,就像一套衣服,这套衣服只有一顶帽子、一些红胡须和一双高过膝盖的毛毡靴。

从这个描述中,我们可以提取出一些信息:年龄(约四十岁)、身高(很矮)、性别(男性)。通过这些描述,我们可以判断这个四十多岁、个子很矮的男性长得像一套衣服,只有胡须和靴子。

在这个例子中,用于描述人物的年龄、身高、性别等要素就是元数据,它们可以用来描述对象的具体信息。当然,如果我们想要更全面地了解一个人物,仅依靠这些信息是远远不够的,还需要更详尽、精确的描述,因此元数据的核心元素通常包含多个。就像描述一个人物时,除身高、年龄、性别之外,还可以包括姓名、学历、照片等各种数据。

2.元数据存在的必要性

在微观层面上,元数据可以被视为描述数据的数据,其提供了有关数据内容和特征的信息,帮助用户更深入地认识和理解数据。此外,由于元数据能够将资源的共性与特点结合起来,它还能解释信息索引链接中各个对象之间的不同属性,从而方便我们对资源进行检索。

从宏观层面来看,元数据在信息检索、资源定位以及发现不同资源之间联系性方面扮演着至关重要的角色。因此,元数据的构建在信息索引的建设中扮演着关键的环节。

3.元数据的特点

(1)元数据具有高度的兼容性和可重用性。建立一套元数据可以节省大量的数据定义时间。虽然一个元数据可能无法完全适应所有检索或浏览环境,但通过对某些元素进行动态调整,元数据可以适应数据环境的变化和要求,无需完全重建。

(2)元数据具有特异性。元数据采用编码结构描述数字化信息资源,还具备专门描述网络信息资源的编码系统。与传统的数据编码系统相比,元数据具有本质上的差异。此外,通过建立元数据格式,可以创建一个机器可理解和处理的框架,实现纸质文件向电子文件的转化,并实现有效的检索功能。

(3)元数据具有基础性。图书资源元数据的构建为图书管理服务流程提供了逻辑框架和基础模型,直接影响图书资源的功能特点、运营模式和系统性能。所有图书信息资源的管理与服务流程都以元数据为基础。

(4)元数据具有用户提示性。虽然元数据用于描述电子文件和数据,但本质上也是一种数据,存储和获取方法与普通数据相同。用户在使用数据时,可以通过查看元数据来判断是否存在所需的检索和查找内容,以更好地获取所需信息。

4.元数据的作用

元数据的作用是非常重要的,并且具有多个方面的功能。

首先,它可以帮助图书馆建立高效的信息检索机制。元数据是对电子文档中数据的概括与描述,记录了电子文件中信息的特征,比如时间、人物、地点、主题等。而这些元数据被储存在整个计算机云盘中,是动态的文件。在数字图书馆的信息系统中,通过检索元数据,可以快速找到所需的单元,并获取特定的信息。这相当于为系统中的电子文档建立了一个目录,能够迅速定位文件的位置,从而减少检索时间。

其次,元数据能够维护信息的识别与读取。对于数字化的纸质文件而言,元数据是保存到电脑中时进行著录的数据,能够完整地记录电子文件的原始状态,系统地反映文件的信息内容。只有获取电子文件的同时获取元数据,我们才能更好地解读原始文件。也就是说,元数据的存在相当于为我们解读电子文件提供了翻译的功能。

最后,元数据能够保证电子文件的真实性。元数据在电子文件生成时与之相伴,是不可分割的一部分。在文件使用过程中,不管有多少人使用电子文件,设备和技术如何更新换代,这些使用信息都将作为历史数据进行保存,并记录备案。这为数字单元的真实性提供了重要的证据。

总之,元数据在图书馆和档案管理中起到了至关重要的作用,它帮助构建了高效的信息检索机制,维护了信息的识别与读取,并保证了电子文件的真实性。

5.元数据的功能

元数据的应用十分广泛,也因此催生出了许多不同类型的元数据,这些元数据虽然在功能的体现和发挥上存在着不同的差异,但是从宏观角度来说,它们之间依然拥有着一定的互通性,也就是均具备一些基本功能,如描述功能、检索功能、选择功能、定位功能、管理功能和评价功能等。

描述功能:对于元数据资源中的内容、属性等进行描述的能力,是元数据最基本的功能。数字资源的描述要求它们能够更加完整的反映和表达出一个数字资源的根本信息。衡量一个数字资源的描述性能力最重要的一点就在于它能否正确区分不同具体物件。

检索功能:由于数字资源描述最终目的是服务用户,所以数字资源需要有一定帮助用户发现资源的功能,利用元数据技术可以使用户更好地收集信息,并快速对这些信息加以利用,以及在不同信息之间建立起联系,以便于使用者能够快速、方便地寻找其所需要的资料来源。

选择功能:元数据可以在用户不浏览信息的时候,也能够帮助用户找出所需要的信息资源,以便于用户决定是否要浏览该信息。

定位功能:元数据可以提供资源本身的位置信息,以便于用户能够准确获取用户信息所在。

管理功能:元数据可以实现对所有信息数据的保存、加工、储藏和结构化等。

评价功能:数字化的资源在被客户使用时,要求客户保存数字化评价的所有相关资料和信息,客户的评价信息是促使元数据方案不断改进的重要信息。因此,数字化资源在使用过程中也应该将客户的体验感受的相关评价都予以保留,这样才能够帮助公司管理人员进行改进,当然这在一定程度也可以有效地帮助客户进行筛选。

6.元数据的分类

根据特征可以将元数据大致分为两类:一类是描述性元数据。这种元数据方案多是在元数据的方案之上,添加一些关于各种资源的内容属性的描述。另一类是功能性元数据。这种元数据方案主要是通过一个比较标准、规范的框架,来对构成元数的内容、句法和语义的表达以及各类数据之间的关系做一个规定,以此来实现元数据的功能。就目前对元数据的方案的研究来说,功能性元数据是研究的重点所在。

(1)基于描述型元数据的标准规范

对于描述型元数据标准的研究,最早可追溯到二十世纪末,用于描述网络信息资源和图书馆馆藏资源等的一些标准。早期的描述型元数据方案通常只进行简单的描述,即将现有的元数据方案应用于特定领域的描述。然而,随着数字资源的不断发展,资源种类越来越多,"纯描述型"元数据方案在实现资源聚合描述功能方面遇到了越来越多的限制。为应对这种情况,当前用于描述资源聚合的描述型元数据除了描述资源本身的属性外,还需对资源的其他信息做一定描述,比如资源之间的关系、资源相关代理以及资源服务等。已有的元数据方案可以添加一些元素,只有在添加了这些元素后,元数据方案的功能才能更加完整,以满足客户的需求。

(2)功能性元数据的标准规范

随着科技的不断进步,人们对数字资源聚合的需求也越来越多。传统的信息检索已经无法满足用户的要求,用户希望能够通过软件来理解和利用信息。因此,研究数字资源聚合描述的标准已经不再局限于如何让用户找到信息,而是探讨如何通过现有的信息技术来满足用户的需求,使数据不仅实现资源聚合,还能提供相关服务,并自动实现这些功能。

与描述型元数据有所不同的是,功能性元数据并非从资源本身的特性出发进行描述,而是根据各种资源之间的逻辑关系和资源本身的功能来定义。因此,功能性元数据主要在一些网站资源中被使用,以实现不同资源的各项功能。

(二)当前主流的元数据标准

在当前的数据环境中,各种数字资源之间存在着差异。为了描述这些资源的内容和特征,元数据标准被开发出来。不同领域的资源也有着自己专门设计的元数据格式,例如用于艺术类数字资源的元数据和政务数字资源的元数据。当然,也有适用于所有资源的通用元数据格式。目前已经出现了几种相对稳定的元数据标准,覆盖了生活中常见的一些领域,包括艺术作品描述类目、编码档案描述元数据、地理数据集,服务和应用程序的规范元数据、都柏林核心元数据、数据技术综合图书馆系统元数据等。本文将主要对这几种元数据标准进行现状分析。

1.艺术作品描述类目元数据

艺术作品描述类目是一个被用来满足学术研究工作人员对艺术信息进行记录、保留、检索的元数据格式。它既确定了各种数据资源所要明确描述的内容框架,又有利于维护和保持各种资源的完整性。同时艺术作品描述类目还设计并制定与其他元数据标准相适应的映射量表,为艺术作品描述类目实现数据交换与分析共享打下了基础,有助于艺术作品描述类目的应用与推广。艺术作品描述类目主要的应用范围是艺术品领域,艺术作品描述类目使用者一般都是对艺术品的历史、文化研究、艺术品进行管理的工作人员,以及与艺术品相关的科学技术专业人士。使用艺术作品描述类目进行对资源的分类编目主要是为了通过对一件艺术作品的分类编目,达到对艺术作品分类的目的。透过艺术作品描述类目元数据,通常我们能够看到某件艺术品的特点以及构成艺术品的相关元素。使用艺术作品描述类目进行资源的描述时,通常我们可以将资源分为不同的六个层级:群组、次群组、卷\册、项目、第一级、第二级。对艺术品类型的描述通常会有:绘画、相片、素描、版画、半身雕塑、全身雕塑、浮雕、面具、大教堂、修道院等不同类型。通过这些方面的描述,我们将能将艺术品资源划分为某个部分的具体的资源,对艺术品进行很好的分类和编目。艺术作品描述类目的主要元素分布如表3.1所示:

表3.1 CDWA的元素分布表

元素名称			定义
物件			作品的类型与数量。
	编目层级		根据作品内容来进行的分类层级
	组件		描述对象、作品或群组的组件类型或数量。
		数量	描述对象、作品或群组的组件数量。
		类型-核心元素	一个以核心的元素为主要对象、作品或者是团体为群组的主要种类。
	备注		对象的补充说明或者批判。注释可能是对信息来源的标题摘要或者对名字选取的辩证。
	引文		是一种对美学艺术研究对象/其他作品主要内容的一种参考资料,它包含了书目的来源、没有发表过的图书或者是个人的见解。
分类			在已有的分类框架下,将作品进行分类。
	术语-核心元素		将作品与分类结构里的名称与代码相对应。

31

续表

元素名称		定义
	备注	对于一个作品划分的补充,可以指的是和其名称相关的文章摘要或者一个可以被证明其名称的文章选段
	引文	能够识别分类术语来源的架构或机制。
方位/配置		作品被放置的位置或者是使用者能够找到作品的方式。
	描述	对于作品方位的描述。
	备注	关于作品方位的补充说明,能够帮助使用者根据备注快速找到作品的方位。
	引文	关于作品的位置或配置信息,可能有部分数据来自于其他地方,引文就是用于备注哪些数据时来自于其他图书、文献或书目。
题名		一件作品的名称,通常用来辨识作品的分类,题名里面也可能会包含作品的类型和时间。
	类型	作品被给定的标题种类。
	时间	作品和题名的日期,或者是题名能够被使用的时间范围
	备注	关于作品的题名的一些补充信息。可以是题名的来源信息或者是选择题名的一些论证。
阶段		一件作品它所创作的不同阶段。
	识别	是指给予一件设计作品的具体阶段性顺序数或者其名称,通常可以有多种的语言表达
	备注	任何与作品在创造阶段鉴定性辨识相关的评论或其他补充说明。其中的注释可能指的是一段导言引文或者其所出处的摘要,或者是对于某一个阶段进行辨证。

续表

元素名称		定义
	引文	可以为用来辨识自己作品在制造和创作各个阶段时所需要的参考书目或者没有发表过的图书。
版本		表示在多次重新发布的相同版本作品里,一件产物在前后两个版本中所处的位置。这个版本通常可以被用于指出同时分布在各个群组上的某种作品或者是所定义的产物在整个系列中所有版本之间的区别。
	版次或名称	是对该作品版本的识别。
	版印序号	版印是泛指在设计制作特定的艺术版本或者其他艺术作品时,给予特别特定项目的版印编号。
	总数	在特定制作流程里,所产生的所有成品总数。
	备注	是对有关文章和作品版本进行识别的一种建议或其他修改,包含了对来源资料和信息的详细简述、版本选定的确认性证明、相关前后两个版本的附注,以及如何辨认不同的版本。
	引文	引文是为了准确识别一个学术作品当前版本的重要信息或者资源,例如一本书目中的文献、尚未正式发表或者已经出版的学术图书等。
测量值		是指提供一种关于艺术或其他建筑物作品的尺寸、形态、比例及其体积的测量数据。
	尺寸–核心元素	一件作品的尺寸大小或在一群组里某一项目的尺寸范围。
	范围	作品被测量的范围。

33

续表

元素名称		定义
	类型	指被测量部分的物体或者其他作品所需要测量的大小和尺寸类型。
	(数值)	作品尺寸的测量数值。
	单位	测量时所使用的单位。
	修饰语	是一种用于详细地描述工艺品大小和尺寸的修饰语。
	时间	可以用来作为一个测量计算结果的地点和日期,或者在过去的历史上曾经没有过一个被用来测量计算结果的地点和时间。
形状		作品或作品的部分外形、形式或特殊的轮廓,包含其外形曲线。
大小		对作品尺寸或容量大小的传统称呼,通常是依据对象的类型而决定。
比例		一对象/作品和另一对象大小间的比例。
格式		格式是人们用来准确描述一件木雕工艺品的整体外形、轮廓、尺寸和整体大小的一种常见学术说法。
备注		对于测量一个作品的建议和补充或其他数据资料来源的准确性和证据说明,通常包含了准确性的估计或者为提供一些有关测量作品的大小、形态、格式、比例的详细解说。
引文		说明测量值的来源。
(材质与技术)		创造艺术或其他建筑工程作品中所使用的材料或其他物质,以及任何一种在建筑上进行制造的技术、流程或者方法,其内容大致可能就是对所有制造的材料和其他构件方法进行的描述。

续表

元素名称		定义
描述–核心元素		一种以核心设计为主要元素的对有关工艺作品的科学技术、媒剂(例如色彩)及其他基础材料(例如画布/板)的简单短文式描述。
范围		是指该作品以一种特殊的材料或一种特殊的技术手段所制造的一个组成部分。
过程或技术		在一个作品的创造过程中所需要使用的各种技术、方法或者是处理的手续。
	名称	是指创造一个作品的过程中所需要使用的一种处理方法和手段或其他技术。
	工具	工具是泛指在用户进行某种创造性图像作品的绘制过程中,执行各种图像技术或其他图像处理技术操作上的手续时所可能需要经常使用的一种处理工具。
材质		创作艺术或建筑作品时所使用的材料或物质。
	角色	在构成作品时,材质所扮演的角色。
	名称	是在创作一件艺术作品时,所需要使用的材质的一个名称。
	颜色	构图时,材料的颜色。
	来源地	是创造一个作品时所需要的材料的来源地点。
	标记	用来描述和说明一个材质在我们做成一件作品前,本身就已经有或者刻印于其上的一个标志,它们中包含了水印、打样以及印花或者是标记。
	时间	材质上的标记被使用的时间或一段时间。

35

续表

元素名称		定义
	活动	用来描述并指出我们在进行表现工作时所进行的任一个活动。
	备注	在我们创作艺术品的过程中,对于材质、技术、活动形态辨识的一个补充和详细说明。
	引文	有关任何材质与技术的参考资源,包含协助辨识特殊技术与材质的资源。
制作手法		对于作品的制造和方法进行了详细的讨论,其中包含了对于作品制造的技巧或者是其手法性质特点的评价、创造手段和方法在实践中的运用或者是如何应用特定的技巧。
	描述	用一种简单的短文来叙述一个艺术或其他建筑物工程作品的具体制造和技巧。
	备注	对于作品的制造和操作技术手法的批判进行评论或其他补充的说明,以及与其相关的理由和证据。
	引文	是一个用来描述与作品设计和制造技术手法的重要参考来源。
形式描述		以某种一般化的术语形式来广泛描述一些艺术家和个人作品的外观形状与整体外观,而不必要地将参考应用到描述对象中。外观上的艺术描绘主要目的是被泛指一种用来用作装饰某种艺术作品并使其具有一定可高度识别性的艺术图像、装修或其他艺术质地。
	形式外观	外观是我们用来广泛描述一件建筑艺术作品中以及其内部其他装饰物在外观上的一个显著外观特征,它所主要包含的是其设计的结构件和装饰形式以及装饰图案的形式名称。

续表

元素名称		定义
	标引词汇	说明作品外观的标引词汇。
备注		对于该人在作品外观上所需要描述的一种资料补充、评论和其他任何有关它的资料。
引文		为读者提供了一个有关格式描述的重要参考资料,包含了可以作为参考的书目或可以称为出版物的图书。
题款/标记		对于通过镶嵌、粘贴、封面或者盖印、书写、碑铭,或者目的是将其他附着在艺术作品上之一切部分内容进行加以区别或者为了加以明确辨识的目的进行描述,内容本身可能已经包括了标记号、字母、评注、文章或其他标签。
誊写或描述		对题刻内容的具体描述或者准确的翻译,包括对于题刻被设计和制作部分的材料、加工连接在物体或者对象上的衬板或者是题刻的具体制作手法和方式,以及对于题刻的外观或者是内容的简单描述。
类型		是一种指文字书写或者将其他基本文字所书写或者说是文字应用于其他作品上的一种比如题刻、印戳、标志或者说是其他文本的一种类型。
作者		是指识别一个负责为本作品进行标记、命名题刻或其他文字的任何作者或个体所在地位的文字之真实姓名或简单短语。
位置		是指题刻或者将其标记在自己的作品上。
字体/字形		以自己的名称或其他描述性的短语来阐释和说明题刻所需要使用的字体或其他字形。

续表

元素名称		定义
	时间	题刻或标记加到作品上的时间。
	备注	对有关标题刻字的作者、解释或其重要性的一种补充或批判评论。
现况/鉴定历史		指用来评价一个特定阶段某一时期的美术或其他建筑作品在其中的物理、化学特征、功能及其完整性。评价方式主要包括用户可将自己的作品放在紫外线之下进行鉴定，但不应该包括用于以人为的方式来改变其作品状态，例如修补或者维护。
	描述	用一篇简体短文的方法来描述这件美术作品各种物理、化学状态、特点和其完整性。
	类型	是鉴定一个作品当前现存状态的一种方法。
	鉴定者	对正在执行本次鉴定作品的专业状态职称进行资格评估为该工作的相关当事人的真实职称姓名，可以同时要求加上他们的专业职称和对他们服务过的机构或工作单位的具体情况描述。
	时间	是指鉴定艺术施行的某一个日期或当该艺术作品正式处于一个特别状态的一段时间。
	地点	艺术品认证事件鉴定活动发生的地点、工作室或其他实验室。
保存/处理历史		指系统用来记录描述一个艺术作品之前所可能经历过的任何修复、保留或者其他固定操作程序或者固定操作。
	描述	以一篇散文集的形式详细描述了这部电影作品曾多次修复经历过的一次修复，保存或者恢复是一个固定过的制作程序。

续表

元素名称			定义
类型			是指施行于本作品上的一个保存和处理程序或者是以其他高新技术方式进行修复的程序名。
时间			执行特定程序或处理过程的时间。
地点			程序或处理实行的地点,如工作室、实验室。
创作			对于艺术或者是建筑物的作品以及其他主要构件进行的创造、设计、实施或者制造,包括对于能够做出作品或者是细节性的创造负责任的组织、活动发生日期以及创造的时间与地点。
	创作者		参与作品的创作、生产、制造或其他相关活动的个人,集团,企业或文化群体的信息。
		范围	是由具有某些创造力的人员所参加而创造出来的一个部分。
		修饰语	一种用来表示具有确定性的形象描述和表现方式,主要是表达某件艺术作品是否属于一个某位艺术家或群体,包括用来说明某位不有名的艺术家是否属于一个某位艺术家或群体的风格。
		身份–核心元素	这是一种核心的元素,它可以被广泛地应用于艺术作品或者是建筑的制造中,个人或群体的姓名和其他性质。在对艺术家的识别方面,可以将其与创造者进行链接。若为不明确的艺术家,则可以用一种表述形式指示有关创造者的文化、地域或风格。

续表

元素名称		定义
	角色-核心元素	一个核心的要素在整个作品的概念下被生成,设计或制作的过程中,创造者或其他制作人员所需要扮演的角色或其他人员参加的活动。
	陈述	一个作品的主要创造者或其他艺术家对于其自己的工作与创造过程中所需要提供的各种信息与解释。
时间-核心元素		一种以核心的元素和艺术家与作品及其结合构件为主要相关的艺术创作,设计或生产制造的具体日期或过程中有一段时间。
	起	有关于艺术品或其他建筑物所创作的最早可能发生的年代,主要是以公历来表示。如果一个作品的创造持续了很长的一个时期,则此元素将会在那个时期记录下自己的作品在什么样的环境下进行设计或什么样的动工;如果这个时间点是不完全确定和估计的,则应该在记录最初有可能被设计或者动工的时间点之前。
	迄	有关于艺术品或其他建筑物所创作的最晚可能是那个年代,主要是以公历来表示。如果一个作品的写成时间是横跨了一段时期,则此个元素将记录下这个作品在何年才完成;如果这个时间不确定或者被估计为准,则记录最后一次可能完成的时间为年代。
地点/原生地点		即为了进行作品或其他部分的构件创作,设计或者是制造的地点,或者是该部分作品的原生地点。

续表

元素名称			定义
委托			泛指有关一件委托艺术作品所要委托人接受或者委托的作品具体情况,包括一个被接受委托者的真实姓名(而不管应否是一个艺术个人,组织或一个社会公益团体),被接受委托者的政治身份和职务角色,被接受委托的作品截至时间和委托日期,偿付被接受委托艺术作品的交付金额和委托价钱,及任何其他关于有关一件艺术作品委托的法律文件的附注及其他任何有关艺术资料和其他信息及其来源的供参考或直接引用。
	委托者		是委托为其所写作品的单位、个人、组织、协会或其他社区和团体的合法名称。
		类型	是指作品委托人所在地区的专业或特殊职业。如果一个委托人是一个群体或者社会组织,则被认为是其主要的经营业务或者活动。
	时间		作品受到委托的日期或一段时间。
	地点		作品受委托的地点。
	费用		为作品的创作或是完成作品某一部分所支付的金钱
编号			在创作背景下给予艺术品的编号。
引文			有关作品创作的信息来源,包含已发表或未发表的。

续表

元素名称		定义
所有权/收藏历史		一件艺术,建筑或整体集合的作品自它们创造出来以及它们现存的所有者起源和历史。这个范畴包括了作品向所有者转换为拥有者的手段和方式、任何公开贩卖、促成所有权被转让的代理商姓名,或任何经过处理的作品或把他们的作品归属于所有者目录中的商家真实身份。如果我们的作品受到了遗失、窃取、破坏,或是凭空散去和消失等情况,都应当被记录在这些元素之下。
描述		以散文形式描述艺术品的来源或历史。
转让模式		描述一件作品进入到特定的个人或企业收藏的方法。
费用或价值		拥有权转让之际,以特定货币表示作品金钱上的价值,可以是购买的价格或预估金额。
法定地位		作品的法定地位。
所有者		作品所有者可能拥有任何从事该公益作品的任何一个公益个人或其他公益企业(其中包括经营机构、代理商或其他社会公益团体)的真实名字,或是拥有通过中介其他手段作品转让的任何一个代理人的真实名字。
	角色	和所有权或转换拥有权相关的个人或企业所扮演的角色。
地点		特定拥有者收藏作品的地点。
时间		作品属于特定拥有者的时间。
所有者编号		特定所有者或作品中介者给予作品的编号。

续表

元素名称		定义
	作者/来源附注	是和资产有关的所有权的归属者,或者是其他资产的转让、收购、来源或者是收购赞助人可以被官方公开的形象描述,一般作为出版或者是展示其他媒体标签所使用
	引文	有关作品拥有者的姓名或任何有关拥有权的参考资源、未出版的文献或口头意见。
版权/限制		是指对于具有利用、表演或者复制其他艺术作品的任何个人或群体,以及明确地指出其他艺术作品在版权上的复制、表演或者在使用上受到限制。
	拥有者姓名	是指拥有本文作品著作权的任何个人或集体的名字。
	地点	是指拥有其作品署名权或者对提出任何限制的其他个人或集体所居住和活动的地点。
	时间	是指某一特定的个人或集体在其作品发表版权之前的某一天或者长短的一段时间。
	声明)	是对作品署名权或其他法律授予权限的一种官方声明。
风格/时期/团体/运动		对于主要表现在一个当代艺术作品风格中的某些具体时期特点风格进行了具体描述,通常其中包含了它们隶属于什么样的艺术风格、时期、群体、画派或艺术运动。
	描述	以一篇散文的形式描述了这部作品的一些显著特点,其中所包含的是属于什么样的特定艺术风格、历史阶段、群体或者是运动。
	标引词汇	是指识别一件艺术作品是否具有某一个风格、历史时代、画派或其他运动性质等特点的术语。

续表

元素名称			定义
描述			借由描述作品影像上的一般项目来描述作品。
	标引词汇-核心元素		索引词汇主要表达作品描绘的内容或何种东西被描绘在作品里。这些词汇皆为一般的词汇,而非专有名词。
识别			描绘在艺术作品里主题的名称,即指图像学(iconography)。图像学是指作品中具有被命名的神话、小说、宗教或历史上叙事性的主题,或是非叙事性的内容,如以人物、地点或事物的形式表示。
	标引词汇		识别作品描绘的主题,通常以控制词汇的形式出现。
诠释			艺术品的主题或图像学所显示意义或主旨。
	标引词汇-核心元素		索引词汇摘述了对作品主题的概念诠释。
诠释历史			一件对艺术作品的重要诠释,艺术历史或者其他文字学和图像学作品是否泛指它的艺术主题性和艺术意义在其艺术历史上的重要地位。对于现代图像与科学的深入探讨主要研究目标就是为了深入探索它们已经发展经历了很长的一段历史时期,而且通常无论是在不同的历史时期,图像学这一研究主题都是有着非常重大意义的进一步学术发展与重大改变。
脉络			是指当代艺术品或者其他建筑物在它们的创造或者生产存在的过程中,与之密切相关的各种政治、社会、经济、宗教活动以及运动。该类别还可以被用于对一个工作者所处特定的建筑环境进行记录,或者是对挖掘工作者所做的遗迹进行描述。

续表

元素名称			定义
历史/文化			一段时间内,与作品相关的政治、社会、经济、宗教事件或环境。
	事件类型		透过作品呈现当时历史、文化事件的类型特征。
	事件名称		用一个词语或其他短语来描述和识别任何可能影响到这幅艺术作品的事件或者其他情况,也就是与之有关的政、经、社会各种新兴流派。
	时间		指可能在某个地点某个条件下所发生的时间,或者是一些和事件有关的其他特定的事件所发生的时间,以及产生这个事件所需要的特定文化背景所发生的事件
	地点		指的是和这个作品相关的地理位置,也可能指和作品创作相关的历史文化事件产生的地理位置
	行为者		与作品创作相关的个人,也可能是团体在作品创作中所扮演的角色
		身份	创作作品的个人或者是团体的名称,能够象征其身份的称呼
		角色	即创作某一个作品时,和作品有一定联系的个人或者是团体是该作品中所出演的一个角色
	费用或价值		在一定时期内,这个作品按照当时的通货所拥有的
建筑			作品与特定环境,建筑物或开放空间之间的关系。
	建筑物/场所		艺术品或建筑物过去曾经结合或展示的特定建筑作品、建筑物或地点。

续表

元素名称			定义
		名称	艺术作品或建筑被呈现时,建筑物或位置的名称,或是已知的描述说明
		部分	作品出现在建筑物或某一场所的特定部分。
		类型	作品所在的建筑物或场所的类型。
		位置	作品所在的特定建筑物或场所的地理位置。
		配置	在特定的地方建筑物或构件地点内,艺术品或其他地方建筑物或构件的空间位置,包括从作品欣赏者视觉角度的整体空间和感观位置,以及从某一个地方建筑物或其他某个地方建筑构件的整体视觉和感观角度位置来看所描述的空间位置。
		时间	作品所描绘的特定建筑背景的时间或一段时间。
	考古		发掘或发现艺术作品或建筑的环境。
		发掘地点	发掘或发现作品的地理位置。
		遗址	姓名、编号或其他可以指认作品的发掘地点。
		遗址区块	作品出土地点所划分的区块或部分。
		遗址区块时间	出土位置区块所给定的日期或一段时间。
		发掘者	发掘作品的个人或团体名称。
		发掘时间	发掘作品的日期或某段时间。
	引文		为您提供了该类型的索引和数据,其中包含了所有已经生成或者尚未生成的资源。
展览/借展史			艺术作品公开展出的历史记事,其中包括在一个美术馆内的设置、在一个特殊展陈中的摆放、借出,甚至还有可能包括一些并非正式展陈。

续表

元素名称		定义
题名		是由主办方和策展机构构想的一个展览项目标题或者名称。
策展者		是指负责展示知识类艺术内容的参与者和个人之真实姓名,包含了对作品的正确选择和他们对其解读的诠释。
筹备者		是指负责举办展览或其他借展活动所准备的参与者之真实姓名或其他代理公司的名称。
赞助者		作为赞助本次艺术展览或其他被展览借用的任何个人、公司、基金会或其他法人财团的合法商标名称。
展场		一件美术作品公开陈列和展示的地方是其名称或时间。
	名称	举行展览的机构、画廊或其他地点的名称。
	地点	作品展示的地点。
	类型	展示地的类型。
	时间	在特定地点展览的时间或一段时间。
物件编号		在本次展览或者是借展过程中,艺术品所需要给定的数量和编号。
相关作品		是对与其他作品有关的一种美学作品或者是建筑,或者与其他作品之间的关系进行了描述。
关系类型		是用来描述一个作品与其他作品间的关系类型。
关连号		是指说明一个作品和有关的作者之间关联程度大小的数字、文本和词汇符号或其他简单短语。

续表

元素名称			定义
识别			对有关艺术品或其他有关建筑物的一些其他有关艺术作品的一种识别，用以识别被我们认为或者是它所描述的有关艺术作品和其他类似的有关艺术作品。
	作者		识别作者及其在创造相关作品时的角色。角色的属性应采用收藏地所使用的或学术研究中所使用的。
		修饰语	是指描述有关的作品是否被归属于某一已知的艺术家或者群体所具有的表达形态，它包含了描述任何一名不同的未知艺术家与其他已经确定的作品或者群体之间的艺术家或者其他组织间的情感关系。
		身份	在创作、制造、生产和与之相关的作品中，能够分析和辨认出一些个人、社会群体、文化集团所需要扮演的角色。对已经被识别的艺术家，可以将其连接到「作者−识别」的元素；若为不知道的艺术家，则可以用自己的文化、国籍、风格等方式去表现。
		角色	这个相关的作品是指由于构思、设计或者从事制作一件工艺品的各种活动中所需要发挥出来的角色。
	题名		是指一个作品所需要给予的一个辨认识别简单词或短语（包括标题或名称），通常是指使用一个收藏地所需要给予的名字或者是学术性科研上所需要沿用的名字。
	创作时间		与有关的作品可以在其中所创作、设计或者所制造的一定时间内或者一定的范围内。

续表

元素名称			定义
		起	有关于艺术品或其他建筑物所创作的最早可能发生的年代,主要是以公历来表示。如果一个作品的创造持续了很长的一个时间,则此元素将会在那个时候记录下自己的作品在什么样的环境下进行设计或什么时候开始施工;如果这个时间点是不完全确定和估计的,则应该在记录最初有可能被设计或者动工的时间点之前。
		迄	有关于艺术品或其他建筑物所创作的最后一个可能发生的年代,主要是以公历来表示。如果一个作品的写成时间是横跨了一段时期,则此个元素将会记录下这个作品在何年才完成;如果这个时间不确定或者被估测为准确,那么就会有人记录到最后一次可能完成的时间。
		典藏单位	所有艺术收藏家和相关当代艺术作品的收藏地点和相关收藏处的英文名字。如果一个读者作品已经被遗逸、窃取或者被严重毁损,则次级搜索元素必须明确地分别指出最后一个作者已知作品收藏地、现在还是被严重遗配僻、窃取或者被严重毁损的作品状态或现在作品所在区域收藏目的地不明确等相关内容。
		地理位置	相关作品所在的地理位置,包含收藏处的位置或建筑作品的所在地点。如果作品遭遗失、窃取或毁损,则著录最后收藏处的名称。
		典藏处编号	现今或最后收藏处给予相关作品的编号。
		物件/作品类型	相关作品的类型。

续表

元素名称			定义
相关视觉文献			以影像的方式提供识别或描述艺术品或建筑物的信息。视觉图书不同于记录在元素「相关作品」的作品或建筑。
	关系类型		影像和被描述作品间的关系。
	影像类型		识别表现影像的媒介。
	影像测量值		应用于影像的测量。
		数值	视觉图书的数值大小。
		单位	应用于视觉图书的测量单位。
	影像格式		视觉图书的构形、比例、尺寸大小或其他的格式设计。
	影像时间		创造视觉图书的日期或一段时间。
	影像颜色		影像的色质特征。
	影像角度		作品表现在影像中的背景灯光和位置地点、角度、范围、方位、延伸范围或部分
		标引词汇	描述作品在影像中呈现角度的专有名词。
	影像所有权		识别相关影像的所有权以及拥有者所给予的识别号码。
		所有者名称	识别拥有相关影像的收藏地、代理商或个人,纪录其名称和地点。
		所有者编号	影像所有者给予影像的唯一识别编号、编码或其他识别方式,包括序号、编号和条号。
	影像来源		识别提供影像的机构,包括代理商、个人、收藏所或出版单位。识别的内容包含复制照片时的引用书目以及影像提供者给予影像的任何编号。

续表

元素名称		定义
	名称	提供影像的代理商、个人或收藏所的名称，包含复制相片时的引用书目。
	编号	影像提供者给予影像的唯一识别编号、编码或其他识别方式。
	版权/限制	依名称、地点，及版权日期来识别版权拥有者，以及发布或使用影像的权限声明。
相关文本参考数据		有关艺术品或建筑物的原文档信息引述；包括图书文件、未出版的手稿、和已出版的书目数据，以及学者或主题专家所发表口头意见。
	识别	可以清楚识别参考来源的书目信息。
	类型	引用文献或来源的类型。
	引用作品	识别直接引用作品的文献。
	插图作品	识别把作品作为插图的文献。
	物件/作品编号	在图书文件里，给予作品的编号
	备注	评论或解释所描述对象和引述来源间的关系
批评性响应		艺术家、建筑师、艺术史家、艺术评论家、艺术业者、销售者及购买者、官员，及一般大众给予特定作品的批评性意见
	评论	以引述或改述的方式表达对特定作品的意见
	文件类型	评论作品的文件类型。
	作者	评论作品者之姓名。
	时间	特定作者、艺术家、或批评者评论一件作品的日期。
	环境	评论发表时，所处当时的时空背景和环境。

续表

元素名称		定义
编目史		说明描述作品内容的建立和修改记录,包括何人与何时,并加上任何相关的附注。本类目也描述了由作者或其他人所做的改版记录。
	编目者	建立、记录或修改有关作品信息的个人姓名。
	编目单位	建立或修改作品描述的个人其所属单位。
	时间	建立或修改作品描述的日期。
现藏地点		现在收藏艺术作品的地点和地理位置。
	典藏单位-核心元素	作品现在收藏的地点名称。如果作品已遗失、遭窃、被破坏,则此类表示作品遗失、遭窃、被破坏或现藏单位不详前最后一个收藏单位。
	地理位置	作品现藏单位所在的地理位置。它包含典藏处的地点、建立其他大型作品的位置、或举行表演的地方。如果作品已遗失、遭窃、或是被破坏,则此类纪录最后所知的典藏单位地理位置。
	典藏处编号－核心元素	现藏单位或最后已知单位给予作品的唯一识别编号。
	文本	对于对象/作品的叙述性文件或散文式描述以及讨论。

2.编码档案描述元数据

编码档案描述,是我国各级图书管理部门参与制定的编码标准。该标准被广泛应用于我国各级图书管理部门和企业,并被认为是图书工作人员编制和检索的最佳方法。

编码档案描述使用可扩展标记语言作为编码语言,支持图书管理和工作人员进行检索和处理工具的通用结构。它不依赖于特定的平台,且适应互联网的特点,并灵活适用于不同类型的图书馆藏。

主要用于对电子全文进行编码和描述,任何人都可以使用。其主要目的是实现电子形式交换的文本编码标准。相比于其他数字元素拥有146个数字元素,因此能够提供更详细的数字表达。同时,设计了丰富的任务元素,以适应不同时间长度的工作目标和任务记录,并可以记录任何类型的图书。

根据编码档案描述元素的内容,可以将这些元素大致分为四种类型:说明性元素、管理性元素、检索性元素和数字化信息描述元素。

说明性元素用于描述图书文件的内容和特征,包括作者、图书描述、描述识别、来源、单元日期、单元题名、摘要、范围与内容、语言资料等。

管理性元素用于简化日常使用过程中的检索。这些元素包括取用限制、增加、收集信息、其他可取得形式、鉴定、收藏历史、采用引证、处理信息等。

检索性元素用于提高用户的检索速度。通过与图书资料内容一致,用户可以通过关键词快速检索。这些元素包括群体名称、家庭姓氏、功能、类型特点、地理位置、专业、人物名称、标题和姓氏等。

数字化图书信息描述元素是用于描述各种数字化格式的元素。它不仅描述文件内部的数字化格式,还描述其他数字图书和对象之间的连接。这些元素包括数字图书、数码图书的描述、数码图书、群组、数码图书位置、延伸指针的位置、延伸参考材料的位置、指针点位置、参考材料位置、资源流向等。

3.地理数据集、服务和应用程序的规范元数据

地理数据集、服务和应用程序的规范元数据,它提供了一个统一的框架,使地理数据变得易于共享、搜索和理解。通过采用FGDC元数据标准,不仅能够确保地理数据的准确性和可靠性,还能促进不同组织之间的数据互操作性,进一步推动科学研究、决策制定和资源管理的发展。

地理数据集、服务和应用程序的规范元数据标准的核心内容包含了基本的数据描述信息,如数据集的标题、摘要、关键词、作者等。此外,它还要求详细描

述数据集的空间参考系统、内容范围、数据质量、更新频率,以及数据获取和使用的限制等重要信息。这些元数据信息可以帮助用户了解数据集的特征和适用范围,在进行地理分析和决策制定时提供参考和保证。

地理数据集、服务和应用程序的规范元数据的核心优势在于其可以应用于各种不同的地理数据类型和应用场景。无论是地图数据、遥感影像、地理数据库,还是在线地理服务和移动地理应用,都可以使用地理数据集、服务和应用程序的规范元数据来进行描述和管理。这种标准化的元数据规范为不同组织和平台之间的数据交流搭建了桥梁,方便了数据的发布、发现和共享。

在实际应用中,采用地理数据集、服务和应用程序的规范元数据标准有助于提高地理数据的可访问性和可用性。通过为数据集添加准确的元数据,用户可以更加轻松地找到所需的数据,并充分了解其适用性和局限性。此外,地理数据集、服务和应用程序的规范元数据还为数据质量评估和验证提供了支持,可以帮助用户更好地判断数据源是否可靠,从而提高数据分析和建模的准确性。

总之,地理数据集、服务和应用程序的规范元数据作为确保地理信息质量和数据互操作性的关键工具,在当今数字化的世界中具有不可替代的重要性。它为地理数据的发布、发现和共享提供了一个规范化的框架,同时也提升了地理数据的可访问性和可用性。因此,我们应该充分认识到地理数据集、服务和应用程序的规范元数据值并积极应用,以推动地理信息科学的发展,为社会发展和决策制定及图书馆领域提供更准确、可靠的地理数据支持。

4.都柏林核心元数据

都柏林核心元数据是套广泛应用于图书馆数字信息系统的简明元数据元素集合。它由15个核心元素组成,可广泛应用于电子文献目录、企业和公务信息系统的文档目录、产品、商品、收藏品目录等。都柏林核心元数据在网络资源描述方面发挥着重要作用,并且适用于任何人使用的元数据描述法,包括学者、专家、学生和图书馆编目员等。这15个核心要素涵盖了文章名称、创作者、制造商、主题与关键字、说明、出版商、发行者、时间、类型、格式、标识、来源、语言、相关资源、范围和版权。

名称指的是为资源分配的常用名称,用于让用户熟知并代表这种资源。创作者和制造商是负责标识资源和内容的实体,应该具有与其创作和制造相关的代表性名称。说明是对资源内容的概述,可以包括摘要、目录、文字和其他对资源信息进行概括的内容。出版商是对资源产生重要影响和作用的社会责任实体,可以是个人、组织或其他机构的出版商。发行者是负责发布资源的实体,可以是独立组织或机构。

时间与资源使用周期有关,可以表示资源产生或有效利用的时间。类型指资源在信息和内容方面具有的特征或形式,包括样式、功能、体裁和作品集等。格式表示资源的物理或数字表示形式,可以是传统媒体类型或资源容量,也可以是在显示和操作过程中必须使用的软件、硬件或设备。标识是根据相关规则和法律要求为资源分配的标识信息,通常推荐使用格式化标识系统定义的数字字符或编号。

来源指直接获取与现有资源相关的信息的方法,可以从原始资源中获取整体或部分信息。建议使用正式标识系统确定的数字符号或编码来标引资源的来源。语言表示资源中知识内容所使用的语言。相关资源用于提供给相关人员参考,一般建议使用正规标识系统定义的数量字符或编号来标引相关资源的参考信息。范围指资源内容的领域或范围,包括空间定位、时间或权限等方面的信息。版权指拥有该类资源权利的信息,包括知识内容的所有权、著作权以及各种权利所有者。如果缺乏版权条款,意味着不考虑他人使用该资料中内容所带来的版权利益。

5.数据技术综合图书馆系统元数据

数据技术综合图书馆系统元数据的主要应用对象是政府的公用信息资源。其使用者主要是政府部门,其目的主要是为了方便公众能够查找定位公共的信息资源,是政府为民众所提供的一种使用信息资源的手段,其核心元素主要有28个元素:

(1)题名,必备项,不可重复。

(2)创始者,必备项,可重复。

(3)贡献者,非必备,可以重复。主要是指除了创始者之外和资源相关的责任者。

(4)出版日期,必备项,不可以重复,主要是用于描述资源出版的日期。

(5)出版地,非必备项,不可以重复,主要是指资源出版的城市。

(6)资源语言,必备项,可以重复。

(7)摘要,必备项,不可以重复,摘要是指对于信息资源进行一个简要的描述,能够概括信息资源的主要内容。

(8)规范主题索引,必备项,可重复。

(9)空间域,非必备项,不可重复,空间域主要是提供相关的地理范围信息。

(10)时期,非必备项,可以重复,这一项元素主要是提供了信息资源的内容或主题的时间范围。

(11)获取方式,必备项,可以重复,主要是指信息资源的来源方式有哪些渠道。

(12)数据来源,必备项。可以重复,主要是指跟资源相关的数据的提供者。

(13)方法,非必备项,不可重复。

(14)获取限制,非必备项,不可重复。

(15)使用限制,必备项,不可重复,主要是指某种信息资源,在使用的过程中出于资源的保密性,或为了维护资源提供者的隐私,而对它的使用权限作出一定的限制。

(16)联系点,非必备项,不可重复。

(17)补充信息,非必备项,不可重复。

(18)目的,非必备项,不可重复。

(19)机构项目,非必备项,不可重复。

(20)参照,非必备项,可以重复。

(21)目录号,非必备项,不可重复。

(22)控制标识符,必备项,不可重复。

(23)原始控制标识符,非必备项,不可重复。

（24）记录源,必备项,不可重复。

（25）记录语言,必备项,可以重复。

（26）最后修改日期,必备项,不可以重复。

（27）记录审查日期,非必备项,不可以重复。

（28）非规范主题词,非必备项,不可以重复。

总的来说,无论哪一类元数据,它们都为研究者提供了重要的工具和方法,通过合理的定义和应用,这些元数据能够提高研究的效率和质量,促进学术界的合作和创新。

三、图书信息索引元数据方案的构建

（一）图书信息索引元数据方案的构建理论

构建和使用图书资料信息检索系统的基础是图书信息索引,而图书信息索引的核心则是适当的元数据方案。因此,要解决图书信息索引的构建问题,必须先解决元数据方案的构建问题。随着时代的发展,图书信息资源的类型得到了拓展,不再仅限于纸质图书,还涵盖了电子出版物、音视频出版物等多种形式。不同类型的图书信息资源对元数据的内容有各自不同的要求,因此在构建图书信息索引时,需要科学合理地设计一套适用于各种类型图书的共享元数据方案。这意味着在元数据方案的设计过程中,我们需要充分考虑不同类型图书之间的关联性,以形成一组通用的元数据项;同时,还要考虑到不同种类图书信息资源之间的差异性和特殊属性,以构建一组独具特色的元数据项;通用项与特殊项共同构成了图书信息索引的元数据方案。

在构建图书信息索引元数据方案时,最关键的是元数据的语义化。具体而言,就是如何在元数据中建立有针对性、适宜的语义标签,使之能够与计算机编码完美地配合。然而,元数据的语义化不能过于编码化,因为在最终的使用过程中,大多数用户都不是专业的编目人员。若语义方案过于难以理解,将严重影响图书信息索引的建立和使用。在语义化层面上,我们目前主要需要解决的问题是如何实现从组织语义化向内容语义化的过渡。组织语义化主要指通过不同的标签揭示数字资源内部结构和网络关系,而实现组织语义化的主要方法有:主题

词表、社会网络分析、计量学和分众分类法等。而内容语义化强调的是资源内容之间的关联性，其主要方法包括基于领域本体和关联数据的数字资源语义化。

另外两种重要的语义分析方法是：

首先，文献计量法，它是源自图书情报领域的一种研究方法，目前被广泛应用于各个领域。文献计量法利用数理统计等方法对相关文献的数量特性进行分析，通过数据描述揭示各种文献内容的分布情况和特征，并根据文献分布的数据情况达成一定目的。文献计量法的优点在于能够清晰了解到文献的分布情况，从而揭示整个相关学科的结构特征、发展历程和内容分布。

其次，分众分类法是以用户为中心的一种分类体系，主要基于互联网的发展。由于大众的需求和兴趣具有特殊性，每个人都有不同的见解；但同时也存在部分人的需求和兴趣是相似的，因此以用户为中心仍然是分类的关键判断标准。基于用户的分类依据，如知识结构、情感体验和个人喜好等，给数字资源赋予标识，研究人员可以利用这些标识进行相应分类，以准确找出用户之间的共性与特性。

在完成元数据的语义化构建后，我们就可以着手构建元数据方案。在这个过程中，需要明确元数据方案的构建思路、原则，并初步规划相关内容。

1.元数据方案设计的基本思路

一个良好的元数据方案应该具备灵活性，当元数据目前的功能不足以满足用户的需求时，管理者可以在目前的基础上进行一定的扩展。此外，元数据方案还应当具备互操作性，这样才能保障各种类型图书资源的完整性和特殊性。此外，在进行元数据方案的设计时，我们必须从各类图书资源整合的角度出发，我们需要建立的不是一个单一的、统一的可以直接被采用的方案，而是需要将各类元数据方案有机地结合起来，使各类元数据方案和相应的资源类型能够有机地并存，即建立一种"混合型"的元数据方案。这样才能实现在保护数字资源特殊性的同时，为图书信息管理相关的后续工作奠定坚实的基础。就"混合型"的元数据而言，由于其应当适用于各种资源环境，所以应当根据图书信息资源之间的共性特征找到一组核心元数据项，这样就可以使各个不同的元数据能够基于这个核心的元数据集进行自由的转换与综合,同时也可以通过这个核心元数据集来解决不同元数据方案之间相互应用而产生的相互操作性的问题。由于元数据特点是简洁、实用、扩展性强,且语言句法独立,能够将各种不同的表达和描述体系切入进去,因此,在混合型元数据中,可以考虑将元数据格式作为核心支柱,围绕其实现元数据标准融合,从而实现"混合型"元数据格式的构建,构建过程中应用到的设计方案,以元数据应用概要抽象化数据模型为基本参照;相应的体系结构,参照针对数字资源长久保存的需求设计的数据信息系统参考模型框架进行设计;而元数据构成元素的确定、限制与扩展则根据现有的框架、体系和技术规范 的要求与界定实现,此外,在编码层面应当尽可能采用更为灵活的数据方案。

2.方案设计的原则

元数据方案的设计应遵循以下原则:①简洁性。元数据方案应尽可能采用简洁的集合,从而减少元数据间互操作所引发的问题,方便管理者轻松实现资源聚合;②特定性。方案内容应主要满足目标领域的特殊需求;③互操作性。若要直接共享元数据,则需通过元素、修饰词、扩展方法和实施方案等的重用与复用来建立相应的映射与转换机制,以解决互操作问题;④可扩展性。即元数据方案可持续扩展,在快速变化的环境中尤为重要,因此设计的元数据方案除了遵守简洁、特定和互操作原则外,还需建立良好的扩展机制,以满足未来可能出现的更新与完善需求。

3.方案的具体内容

结构性内容元数据作为人机交互的通道,主要由"人"与"机"这两个方面的影响因素确定其具体的内容。"人"的因素主要是指资源使用者的因素,它们就要求一个元数据能够透过信息来揭示资源的内部特性,这些信息都是为了某一特定的对象而被使用。"机"的一个重要因素就是需要元数据必须具有标准化的语义、语法规范,和功能作用机制。另外,从元数据自身出发,方案的主要内容还应当包括方案的应用范围与方法、维护与扩展措施等。因此,完整的元数据方案应当包含如表3.2所示的内容。

表3.2 元数据方案定义的内容

内容名称	内容描述
资源描述方案	描述数字资源的内容,属性特征和资源描述过程中需要用到的一些核心元素集、扩展集、限定方案等。
置标方案	使元数据方案形式化并提供使用的方法语言
映射及转换方案	能够提供不同元数据标准间的动态映射、自动映射等,这是元数据服务的一项重要内容。
著录方案	利用元数据对某一具体资源类型实施著录操作时必须展开的细节描述。
应用、维护与扩展机制	元数据方案描述规范体系的建立、应用、维护与更新。

(二)元数据的资源描述方案

1.属性元素集(词表)定义

从实用目的出发,元数据的资源描述应当充分考虑国内的使用习惯,因此图书信息索引描述所需的属性元素,应当在格式这一基本框架的大基础上,参考中国标准分类 ISO11179 的要求实现具体的规范定义。其中,选取了13个属性进行定义,这 13 个属性是:资源名称、资源标识、资源标签、版本、注册机构、语言、应用规则、定义、术语类型、数据类型、频次范围、修饰词、注释,具体如表3.3所示。

表3.3 属性元素集定义

属性名称	属性定义
名称	元素的名称
标识	元素的唯一标识符
标签	元素的可读的标签
版本	产生该元素的元数据标准版本

续表

属性名称	属性定义
注册机构	注册元素的授权机构
语言	元素说明的语种
应用规则	元素的应用规则
定义	对元素概念与内涵的说明
术语类型	术语的类型,包括元素、元素修饰词和编码体系修饰词这三种类型
数据类型	元素的数据类型,如字符型、数值型等
频次范围	术语使用的频次范围。采用区间的表示方法:同时包括了对必备性和最大使用频率的定义。
修饰	在定义元素修饰词或编码体系修饰词时,需要明确指出该术语修饰的元素
注释	用于说明元素可以扩展的修饰词或者修饰词修饰的元素等情况

2.属性元素集——核心元素集及其扩展

如前文所述,建立图书信息索引采用的元数据方案以混合型的元数据为主,分为核心集和扩展集两个部分,其中核心集由都柏林核心元数据的15个元素构成主体,又在此基础上结合资源描述的实际需求,复用了馆藏单位、获取方式、实体位置、数字资源位置4个元素,具体如表3.4所示。

表3.4 核心集元素列表(列表中带*的为必选项)

元素名称	修饰词	描述
Title（题名）*	名称*;系列名	
Creator(作者)*	作者*	
Contributor（其他责任者）*	其他责任者*	

续表

元素名称	修饰词	描述
Subject（主题）*	学科*；关键词*；主题词*；知识点*	
Description（说明）*	简介*；其他	
Date（日期）*	创建日期提交日期*；接收日期；修改日期*；发布日期*；赋予版权 日期；有效日期；可获取日期	
Type（类型）*	视频、音频、图像、动画、文本、网页	
Format（格式）*	大小*；文件格式*；介质	物理特征
Dentifier（标识符）*	URI*；其他	主要取 URL
Source（来源）*		
Language（语种）		
Relation（关联）*	组成；部分为；需求；被需求；参考；被参考；格式转换为；格式转换于；版本继承；版本关联；数字化于；数字化为	
Coverage（覆盖范围）*	时间范围；空间范围	
Rights（权限）*	版权*；访问权限	
Repository（馆藏单位）*		负责提供描述资料内容检索的机构或代理
Access（获取方式）*		
Phyloc（实体位置）*		描述实体资源馆藏地点的信息

续表

元素名称	修饰词	描述
Daoloc(数字对象位置)*		为一个延伸性链接资源
Held collection(存储类型标识)*		物理存储或数字存储的标识

　　扩展集是对核心集的补充,主要是根据资源类型,补充相应的属性特征。视频、音频、图像、文本、网络资源都属于资源范畴,具备一定的共性,可以被核心集所描述,但他们之间又存在高度的差异性,因此需要在核心元素基础上,补充各种资源类型的特殊分类属性或元素修饰词,具体如表3.5所示。

表3.5 扩展集元素列表(列表中带*的为必选项)

资源类型	扩展元素	修饰词	描述
视频	题名	原文名称*;中文译名*	视频资源的名称
	语种	对白语种*;字幕语种*	视频资源的声音或文字的语种
	描述	内容简介*;目次*	用非受控语言对视频资源内容的反映
	标识符	国际标准音像制品编码	视频资源的国际标准音像制品编码
	出版情况	出版国;出品公司;出版年;	视频资源的出版信息
	相关资源	原著名称;原作者	与视频资源有关的其他资源
	物理特征	片长;色彩;格式;大小;存放路径	视频资源物理上的特征,与内容特征相对
	预览图		从视频资源中抓拍的图片

续表

资源类型	扩展元素	修饰词	描述
	资源级别		为视频资源制定的使用权限
音频	格式	篇幅;载体;技术细节	著录音频资料的物理或电子形态,包括载体类型、资源篇幅等,用于确定显示、操作资源所需的软件、硬件或其他设备
	背景	背景时间;背景地点	描述音频资料内容的背景,包括表演、演讲、访谈等举行的时间、地点
	源载体		当音频资料转换自其他载体时说明源载体的特征
图像	类型	照片;绘图;单图;组图	图像的类型
	格式	大小*;尺寸*;文件格式*;颜色数;分辨率;灰阶度;存放路径	相关物理特征说明
	适用对象	年龄*;职业*	受众目标
	图注*		对插图的注解和说明
文本	类型	图书;期刊;学位论文;政策法律;会议记录;报告;标准	可自定义
	格式	大小*;文件格式*;字数;页数;存储路径	物理特征
	全文*		文本内容

续表

资源类型	扩展元素	修饰词	描述
网络资源	描述	摘要*;目录*	对资源内容的概要说明
	资源评价		著录人员、专家、读者等对资源的评价信息
	格式	范围;媒体	资源的物理或数字形式

(三)元数据标准的映射及转换方案

在构建图书信息索引时,还应当充分考虑到图书馆之间资源存储结构的差异性,因为不同地域、不同层级的图书馆在进行资源的数字化存储时,由于缺乏统一的标准,会出现各种各样的格式和内容。因此,单纯的一套元数据在面临需要多管协作的情况时很难发挥效用,从而导致资源无法共享。所以在元数据方案的设计过程中,我们还需要建立标准的元数据格式与各种不同格式之间的映射和转换机制,以达到元数据格式动态统一,适用于各种情况的效果。在不同的领域和层次以及信息泛滥的环境下,元数据标准的映射及转换方案的设计,归根结底是为了提高元数据之间的互操作性,以保障元数据与各类型图书信息资源之间的契合程度。目前,主流元数据互操作方案包括元数据转换、基于检索协议的元数据开放搜寻、元数据复用等。元数据转换方案是目前应用最广的互操作方案,参考元数据转换方面的研究结论,本文研究了"混合型"元数据标准与其他元数据标准之间的映射及转换。

1.元数据标准的映射及转换方法

元数据标准的映射就是在原始元数据标准与目标元数据标准之间建立起对应的关系,根据这种对应关系,可以将按原始元数据标准描述的数据信息转换为适应目标元数据标准的数据信息。目前,绝大多数的元数据标准都采用基于语句描述,因此,元数据标准的转换实际上就是把一个基于描述的文件按照一定的元素转换规则,将其转换为另一个基于描述的文件过程。在这个转换的过程中,元数据转换器实现对元素间映射关系的分析和元素间匹配情况的检查,进而实现转换标准下的原始文件元素向目标文件中的对应元素的转换过程。

2.元数据标准的映射关系及转换规则

元数据是描述数据的数据,是用于对信息资源进行描述、组织和管理的重要工具。在图书馆信息索引领域,元数据发挥着至关重要的作用。通过精准的元数据描述,图书馆管理员和用户可以有效地搜索、定位和访问所需的信息资源,从而提高检索效率和信息利用率。本文将深入探讨元数据标准的映射关系及转换规则,旨在帮助读者更好地理解和运用不同元数据标准之间的关联性,进一步提升图书馆信息服务质量和效率。

元数据转换的基本原则是确保转换后的数据准确、完整、一致,并且能够满足目标系统的需求。在实际应用中,需要根据不同的来源数据格式和结构,灵活选择适当的转换规则。

元数据转换是将不同标准或格式的元数据进行转换以满足特定需求的过程。在图书馆信息索引中,元数据的转换至关重要,它能够使不同的系统能够相互交流和共享数据,提高信息的可访问性和可发现性。为了确保元数据转换的准确性和一致性,制定和实施有效的转换规则非常重要。

制定元数据转换规则是一个复杂而系统的过程,需要考虑以下几个关键因素:

(1)标准之间的映射关系:在制定转换规则之前,需要对所涉及的元数据标准进行详细的分析和比较。了解不同标准之间的映射关系,即哪些元数据元素可以直接对应、哪些元素需要转换或映射到其他元素,对于制定转换规则至关重要。

(2)数据清洗和处理:在转换过程中,可能会遇到数据不一致、缺失或格式错误等问题。因此,在制定转换规则之前,需要对原始数据进行彻底的清洗和处理,确保数据的准确性和完整性。

(3)数据映射和转换策略:根据标准之间的映射关系,制定具体的转换策略和规则。这包括确定相应标准的元数据元素之间的对应关系,以及如何进行数据的映射、转换和合并。

（4）标准的更新和演化：元数据标准可能会定期更新和演化，为了保持转换的及时性和准确性，制定规则时需考虑标准的最新版本和变化。

（5）测试和验证：在实施转换规则之前，应进行必要的测试和验证。这可以通过使用样本数据进行转换，并与预期结果进行比对来完成。如果发现问题或错误，需要对规则进行调整和修正，以确保转换的质量和准确性。

通过以上步骤的综合考虑和实施，可以制定出能够确保元数据转换准确性和一致性的规则。然而，值得注意的是，元数据转换是一个动态的过程，随着求和标准的变化，规则也需要不断地进行更新和调整。因此，持续研究和改进元数据转换规则是非常重要的，以确保图书馆信息索引的有效性和可持续发展。

在信息化时代，元数据标准的映射关系及转换规则显得尤为关键。通过对各种元数据标准的研究和分析，我们可以看到不同标准之间存在着诸多差异和联系。因此，建立起清晰明了的映射关系和有效的转换规则，对于实现跨系统、跨平台的信息交换和共享具有重要意义。

综合各方面因素考虑，在元数据转换过程中，制定合理而灵活的转换规则尤为重要。这些规则应当考虑到不同元数据标准之间的差异性，保证信息能够准确地映射和转换。同时，需要注重规则的可持续性和通用性，以应对未来可能出现的新的元数据标准和需求变化。

总的来说，元数据标准的映射关系与转换规则的研究和实践是一个不断探索和完善的过程。只有不断积累经验、总结规律，并结合实际情况制定实用性强的规则，才能更好地应对不断发展变化的信息环境。元数据标准的映射与转换，将为信息资源的整合与利用提供更加便捷、高效的技术支持，推动数字图书馆和信息服务领域的进步与发展。

（四）元数据的著录方案

图书信息索引建设过程中，我们面临着处理各种种类繁多且差异性很大的图书资源的挑战。即使是图书馆员也难以熟悉每种资源。为了方便工作的开展，我们需要根据元数据标准制定相应的著录方案，以规范和简化图书信息索引的编制程序。著录规则包括明确资源的类型、著录范围、属性元素在各类应用中的特殊性和编码特性的选择等内容,这对于构建图书信息索引至关重要。

具体来说,著录规则应包括以下内容:首先,根据元数据资源描述方案中的属性定义,定义资源的各种属性和特性,以便将资源进行具体分类,并制定使用规则。其次,规定元素内容的取值范围,确保著录人员在著录时控制元素描述在一定范围内,以保护元数据的准确性。再次,对于一些特殊资源和情形,要给出著录的示范案例,以便处理遇到特殊情形时的著录需求。最后,针对不同类型的资源制定相应的著录规则,以确保不同类型的资源被准确地归类。

元数据方案同样需要一定的维护管理机制。首先,建立元数据注册体系作为主要维护手段,可以通过在网络上公布电子资源形式的元数据方案,并广泛征求各行各业用户关于修订意见。其次,通过在线途径建立和执行相关标准的参考和映射关系,实现元数据方案的及时升级和更新。最后,需要区分构成资源描述方案的属性元素、编码方案和语义结构,保持方案的灵活性和兼容性,确保元数据标准的生命力和活力。

从应用层面来看,元数据方案缺乏对实体或元素内部关系描述的基础,这对于保持元数据方案在不同应用情况下的互操作性造成了不利影响。因此,建立一个应用参考模型,创造一个适宜元数据方案应用的基本环境是确保元数据资源描述和元数据服务实现的必要要求和有效方法。

在实际应用环节中,图书信息资源的类型和内容范围呈现多样性特点,导致现有的元数据方案难以满足不断扩张的应用需求。因此,建立具有高度扩展性的元数据方案是十分必要的。在这方面有一种可参考的做法是提出了"元数据应用纲要",它可以实现不同标准规范下的数据元素在某一元数据方案中的统一,从而高效扩展元数据标准,满足资源描述应用的需求,缩小实际应用与理论标准之间的差距。

四、图书信息资源聚合

在当前信息社会中,图书信息资源聚合发挥着至关重要的作用。作为一种长久、可靠且广泛传播的知识载体,图书不仅蕴含丰富的信息资料,更承载着人类文化遗产、学术研究成果和创造性思维。本文旨在探讨图书信息资源聚合的管理、利用以及未来发展的趋势。通过深入研究图书信息资源的各个方面,我们可以更好地认识它们对个人、教育、医疗领域和社会的重要性,并推动其持续发展。我们要认识到图书信息资源聚合的巨大潜力,不断完善其管理机制,提高资源利用效率,以满足人民群众对知识获取的需求。同时,我们要抓住科技发展带来的机遇,借助数字化技术和互联网平台,加强图书信息资源的数字化建设,使之更好地适应人们的需求。未来,随着人们对知识需求的不断增长和技术的持续进步,图书信息资源聚合将迎来更加广阔的发展前景。政府将继续加大对图书信息资源聚合的支持力度,加强政策引导和创新措施,促进图书信息资源的开放共享和有序利用。我们也希望社会各界共同努力,携手推动图书信息资源聚合事业的发展,为人民群众提供更加便捷、丰富、高质量的知识服务。

(一)图书信息资源的定义

图书信息资源是指包括图书、期刊、报纸、文献以及其他相关的书籍和资料在内的各类信息载体,它们包含了丰富的内容和知识,可以为人们提供学习、研究和娱乐等方面的需求。图书信息资源的重要性不言而喻,它们是人们获取知识、丰富思想、提高素养的重要途径。因此,对于个人来说,图书信息资源是一笔宝贵的财富,对于社会发展来说,它们是促进社会进步和传承文化的重要工具。

(二)图书信息资源的类型和来源

图书信息资源的类型多种多样,主要包括纸质书和电子书。纸质书是最常见的图书形式,它们以印刷的纸张为载体,能够提供实物形态的阅读体验。纸质书在传统图书馆和书店中广泛存在,具有丰富的内容和历史意义。然而,随着科技的发展,电子书逐渐崭露头角。电子书以电子文件的形式存在,可以通过各种阅读设备、应用程序和在线平台进行访问和阅读。电子书具有便捷性、可搜索性和互动性的优势,使得阅读更加灵活和便利。

除了类型之外,图书信息资源也有不同的来源。图书馆是最主要的图书信息资源提供者之一,通过其丰富的馆藏和借阅服务,使得读者能够获取所需的图书。此外,出版社也是图书信息资源的重要来源,他们通过出版和发行图书,将知识和信息传播给读者。同时,随着自出版和数字化技术的兴起,个人作者和平台也成为图书信息资源的新来源。这些不同的来源共同构成了丰富多样的图书信息资源集合,满足了读者对知识和信息的需求。

(三)价值驱动

各类信息资源的整合在理论层面和实践层面都具有巨大的价值。

在理论层面,研究各类信息资源的整合有助于揭示图书馆学与其他学科在信息服务理论方面的融合机制和影响。跨学科的融合不仅丰富了相关理论,还为信息服务的发展提供了新的助力,拓展了其辐射范围。同时,这种研究有助于推动图书馆学界与业界的研究方向革新和拓展。不再只从图书馆的角度研究信息的收集、管理和利用,而是以多学科融合的视角研究图书信息资源的整合与创新等内容。

在实践层面,馆际合作与资源整合为数字文化资源的开放获取和共享创造了发展的基础和时机。它不仅为民族文化建设做出了重大贡献,促进了文化资源的传播和共享,而且充分发挥了图书馆作为文化资源主要聚集地的职能。然而,由于馆舍的分散建立和独立管理,文化资源也被分散储藏。因此,馆际之间和内部资源的整合本质上是对人类文明和文化资源进行系统化集成的过程,对满足日益多样的用户需求在新技术背景下具有重要意义。尤其是作为文化与文明根植之所的书籍等物质载体的开发促进,有助于实现文化与文明面向公众的有效传播。

此外,文化机构间的合作有利于充分发挥各自优势,并满足随着时代变化而日益多样的用户的文化需求。对于民族乃至国家层面的文化资源而言,统一地开发利用和实质性整合都有助于充分发挥每个机构的优势,并满足用户提供全面服务越来越迫切的需求。

五、理论基础

(一)研究现状与成果总结

从广义上讲,书籍是文化资源的一部分。在图书整合的研究过程中,几乎所有的两个机构间的合作研究都是建立在长期获取数字文化资源的基础上的。学者们从求同存异的角度探讨了整合的可能性。叶鹰教授指出,学术界应在各学科的基础上,探索图书馆学、新闻学、图书馆学、信息资源管理或信息资源管理的融合。他认为,信息本体论、经验认识论和价值论的运用构成了图像与图书信息融合的哲学基础。人力资源服务是跨学科理论的核心[21]。刘旭光教授论证了教材整合的内涵。指出所谓的图书整合,并非简单地资源特点的抹消,而是将它们从平行关系转化为一体的。在图书整合过程中,要突破管理障碍,实现具备突出优势和特色的一站式数字化服务。从历史渊源、学科内涵、业务特点、管理流程等方面论证了图书整合的可行性,并从四个方面分析了影响图书整合的障碍。制度、人才、标准、实践等方面。

　　长期以来,我国图书馆受到各方因素的限制很少同外界进行合作,近年来,对逐渐涌现的数字信息资源集成和图书信息的一体化管理等研究,无疑表明了图书馆开始向作的方向发展。这一趋势源于对数字环境下图书、文献等信息资源整合的共识,而现代信息技术的飞速发展与广泛应用也为数字资源的有效整合创造了基本条件。从二十一世纪初开始,图情档学界的学者们对陆续开始了图书资源合作共享方面的研究。夏忠刚(2001)通过对社会功能的比较,提出了参与式建设的思想。刘家真(2003)认为,图书馆、图书馆和博物馆是资源整合和共享的基础。傅正(2005)提出了网络环境下数字图书馆与其他文化机构数字馆藏资源整合的策略与方法。从文化资源整合和非物质文化遗产保护的角度看,图书数字化服务中的文献整合现象时有发生。刘孝文等人(2007)探索性地研究了基于 IFLA 概念和编目模式的图书馆资源整合。张永祥(2008)分析了图书馆之间以及图书馆与其他文化机构之间的合作模式,提出了战略联盟并对其构成和运作进行了阐释。谭必勇等人(2011)从三个方面研究了非物质文化遗产数字化的进展。技术、文化和系统,并建议在非物质文化遗产的数字化方面进行合作,开拓了图书馆助力非物质文化遗产保护研究的先河。值得一提的是,近两年来,国内许多著名学者在图情领域的顶级期刊上发表了对相关研究和实践的综述。代表人物有周学芳教授、马海春教授、肖世明教授。朱学芳(2011)系统地梳理了国内图书馆、博物馆、图书馆数字信息服务的整合研究,指出加强图书、博物馆、图书信息的共建共享,促进三者在理论与实践上的整合研究。马海群(2012)

从图书馆与图书馆在保护文化遗产和文化遗产的角度出发、回顾并评价了在数字环境下为提供信息服务而开展的图书馆间以及图书馆与档案馆、博物馆的合作与整合的经验与教训。肖希明(2012)借助统计学方法对相关文献进行了梳理,总结了图书馆与博物馆资源整合的研究与实践进展。重点关注了包括各资源整合项目的开展背景、政策环境、资金支持、平台建设,并从中发现了潜藏的问题及发展趋势。李金芮等学者则重点关注了图、档、博馆际合作的管理体制和模式,通过对国相关机构合作运作经验的吸纳与总结,提炼出政府主导型、多体制型参与,综合可持续管理模式,专业机构间组织,政府控制系统,多元参与模式,成员组织,地方自治管理模式等多种管理运作模式。本文在建立合资企业区域组织联盟模型的基础上,结合我国国情和管理实践,探讨了该模型的应用。我国相关实践模式的选择笔者认为,我国应建立自己的、跨制度的、跨企业的行业协会联盟,在我国的运行条件下,协调和协调行业协会联盟成员组织是可行的。

此外,2002年有研究者指出,文化机构之间相互合作更容易满足用户的需求。2008年有研究者指出,文化部门之间的合作在支持更广泛的认知需求方面发挥着重要的补充作用。技术的发展及其引导下的组织形式的改变,使图书馆面临的任务和用户需求越发多样化。在复杂环境下,图书馆对寻求合作的重点应当集中在信息资源获取和文化遗产保护方面。从图书馆等文化机构的一般性质出发,阐述了整合的必要性。研究者认为认为,文化机构联盟的目的是促进馆藏资源的交叉融合。研究者指出,尽管结构上有差异,但在共同的愿景和目标方面,图书馆与档案馆、博物馆等其他文化馆藏机构之间非常相似。虽然,在高新技术的和标准的应用方面,图书馆的目的是实现馆藏资源的数字化,博物馆是为了开展超越时空限制的展览等,而互联网时代的特征,使不同业务的整合并不冲突。研究者2007年总结了近年来图档博等文化馆舍间的合作态势,并发现文化机构间的合作对产品和服务可以产生强大的积极作用。这正是由于各文化馆机构之间的合作,既完成了不同领域文化资源的充分整合丰富了可供应的信息资源类型,也推动了资源提供等服务手段的创新。这种合作实现的基础和前提,除了政策和管理层面的因素,还需要实现各机构间工作的软硬件环境、元数据标准和格式的统一,这将有利于信息内容的共享。

　　总的来说,学者们对图书馆合作的可行性和必要性仍在进行探讨,大多是理论研究。但是,在政策层面和金融体系层面上,如何进行合作、建立何种合作模式、如何协调和激励等实际问题还没有得到解决。肖希明和田蓉等人提出了数字文化资源整合的定义,即图书馆、博物馆、图书馆、文化博物馆、非物质文化遗产管理和其他服务机构公共文化资源是相对分散、异构的数字资源群,通过整合和重组,实现资源的"一站式"搜索。梁惠玮等人分析了大量的相关实践,提炼了文化资源整合实践的特点和进展,并根据我国国情提出国内的公共文化资源的整合应当以政府为主导,以现代信息技术为基础的集成式平台的功能将得到加强。从国家行动战略的角度出发,魏大威提出了构建国家数字文化资源传播服务平台的构想,提出了相应的总体框架和顶层设计。梁惠玮等人的研究主要集中在资源整合平台上。从信息环境的角度探讨数字公共文化资源的整合。他们认为,信息生态学的理论与数字文化资源的整合非常兼容,在其指导下可以构建公共信息的数字化资源体系,助力数字文化资源整合程度的深入。肖希明等人则分析了资源整合的四种因素,分别是需求、政策、技术和竞争,并以其为着眼点衡量资源整合的驱动机制。

　　长期以来,图书馆等文化机构之间都采用不同的标准来描述资源。基于国际合作的数字文化资源的组织需要新的元数据标准。在实践中,不同的数字遗产项目使用不同的描述规则。杜威十进制分类法、都柏林核心集等是图书馆领域的世界性核心描述规则,受到广泛的认同,各国图书信息领域的资源建设大多以二者作为基础。因此,文化机构之间和内部资源的整合过程中,还需要重点关注其元数据的应用。在这一方面,国内外的图情界学者也开展了许多研究。

　　冯项云等比较了国内外影响力较大的一些元数据标准,并分析了其设计与实现过程,从中提炼出元数据标准设计应尽可能地衡与全面,同时要以最简单的单位与形式实现尽可能强悍的描述能力。邓君等认为,不同机构之间描述数据的元数据格式的统一,将有利于数据转换,并为真正意义上的无缝连接提供了标准,是实现数字文化资源互操作的基础。探讨基于不同元数据技术的文化资源描述标准,通过对其适用性和优势的比较分析,可以准确把握文化资源的内容特征,更有利于实现高质量的信息检索提供依据。此外,文化资源的全面整合也应当以数字对象编码,元数据交换,元数据编码交换标准,元数据检索,元数据传输。近年来,本体、建模语言、基于元数据的语义集成和互操作技术也促进了文化资源的集成,实现了分布式异构数据共享研究。共同提供技术支持。

通过引入具体的企业过程来分析信息集成。研究者认为传统载体形式向数字资源的转变对馆藏组织的资源整合功能有着重要影响。研究者基于项目的案例研究,解决了数字信息资源存储与分配标准化带来的问题。一组协议分析,此研究有利于实现分布在不同地理位置的资源的共享,而且其提供的资源传输服务也为分布储藏的信息资源的一体化检索与获取创造了有利条件。研究者则重点分析了数字集群之间的合作类型,根据合作对象可以划分为服务提供商之间的合作、金融机构之间的合作、开放课程专业协会与数字保护专家的合作。其他研究者提出了一种描述数字馆藏资源存储与传输的理论模型。目前,由于目标和特点的不同,国内外尚无统一的模型和技术标准得到广泛应用。众所周知,研究者需要把注意力集中在突破性的问题上。

通过对相关文献的分析与回顾,我们发现其研究的特点如下:1.以实践为核心。发达国家在图书馆等文化机构的合作方面向来以实践为基础,成果通常都会具备相应的效果,这也为他们的研究开展积累了大量的实践经验。不同层次、不同地区的实际项目在一定程度上促进了相关研究的发展。尤其是对不同企业开展的大量案例研究提供了大量可用的素材,有助于产生具备应用意义的研究成果。2.注重实验和示范。研究通常不是文字层面的理论描述与探讨,他们十分重视研究方法的应用。问卷调查和数据分析方法的应用十分广泛,这种有实际数据支撑的研究结果,会更符合研究对象的需要,也更容易得到支持。3.微观视角。案例研究的广泛应用导致宏观理论研究相对匮乏,且许多案例的研究成果不具备普适性,导致在面对一项实际问题时难以找到相对具有指导性的具体方法。而国内研究中善于总结的特点,则使我们可以更具体地提出和解决问题。虽然有很多案例可以帮助我们探索适合中国国情的一体化模式,但文献中很少有详细的解决方案,从这个角度看,国内对策研究似乎更有意义。

国内的相关研究起步较晚,而且受西方理论的影响很大,主要表现在:(1)关于自然评论的文章很多。引用一个新的想法或模式通常从一个评论开始。国内学者做了大量的总结,论证了图书与其他院校合并的可行性和必要性。(2)大量文章对合并的经验和启示。国内学者已经注意到在发展过程中取得的成功。他们选择了不同的视角对这些项目的运作进行了介绍和比较,总结了成功的经验,从而为我国相关项目的发展提供了有益的思路。(3)大多数对策都是从文献分析入手,国内文献研究较多,实践调查少,大多从宏观角度提出了一些对策,鲜少有具体的实施措施。因此需要在具体技术方案与合作模式等方面进行更加系统的讨论。总体而言,国内学者已经充分认识到数字文化整合在图书馆合作中的重要性,并试图从一些角度进一步微观论证。因此,从馆际合作的角度,及时探讨数字图书馆集成服务的实施是十分必要的。

(二)信息集群的概念及特征

信息集群是当代数字化时代中一个重要的概念,它体现了大规模数据处理和存储的需求。随着信息技术的不断发展和应用场景的扩大,业务数据量正在不断增长,对于处理和存储这些海量数据提出了巨大的挑战。信息集群作为一种分布式系统架构,能够通过并行处理和分布式计算的方式有效地解决这些问题。此外,信息集群还具备高度可扩展性、容错性和智能化管理等特征,使得其在云计算、大数据处理、科学研究、工程设计、金融和企业管理等领域有广泛的应用。通过深入分析信息集群的概念及特征,可以更好地理解和把握当代信息技术发展的方向和趋势。

信息集群的概念是指将大规模的信息进行集聚和存储,并通过并行处理和分布式计算来实现高效的数据处理和分析。相对于传统的信息流和信息网络,信息集群更加注重对信息进行集中管理和优化利用。信息集群不仅可以满足大规模信息处理的需求,也具备高度可扩展性和容错性,能够根据需求灵活扩展节点数量,并在节点故障时保持系统的正常运行。此外,信息集群还注重智能化管理和自动化运维,在资源使用和系统运行方面实现高效的管理与调度。通过信息集群技术,可以更好地应对云计算和大数据处理、科学研究和工程设计以及金融和企业管理等领域的挑战,提高数据处理和分析的效率和准确性。信息集群技术的未来发展趋势将在解决当前技术挑战的基础上,进一步推动数字化和智能化时代的到来,为各个领域带来更多创新和进步。

信息集群作为一种集聚和处理大规模信息的技术体系,具有以下几个主要特征:

1. 大规模信息的集聚和存储

信息集群能够处理和存储大量的信息。通过将多个节点组成一个集群,可以实现高性能的信息处理和存储能力。这种集中化的集聚和存储方式使得大规模数据的管理和维护变得更加高效和可靠。此外,信息集群与数据中心密切相关,能够支持数据中心的工作,并满足快速增长的数据需求。

2. 并行处理和分布式计算能力

信息集群采用并行处理和分布式计算的技术,可以将大规模问题分解成若干个子任务,并在多个节点上同时执行,从而实现高效的信息处理。每个节点负责处理自己的部分数据,并通过消息传递等方式进行交互和协调。这种并行处理和分布式计算的能力使得信息集群能够快速处理复杂的计算任务和大规模的数据处理。

3. 高度可扩展性和容错性

信息集群具备高度可扩展性,可以根据需求进行灵活扩展。当需要处理更多的信息或提高计算性能时,可以简单地增加新的节点。这种可扩展性能够满足不断增长的信息处理需求,并且在扩展时能够保持良好的性能和稳定性。

同时,信息集群也具备容错性。当集群中的某个节点出现故障时,其他节点可以继续工作,从而避免了单点故障的影响。系统能够自动检测到节点的故障,并将任务自动转移给其他健康的节点,确保数据的安全性和可靠性。

4. 智能化管理和自动化运维

信息集群通过智能化的管理,能够实现对资源的高效利用和调度。根据任务的优先级和负载情况,集群可以自动调整资源的分配,并动态分配计算和存储资源,以提高系统的性能和效率。此外,信息集群还可以通过自动化运维来减少人工干预,提高操作的一致性和效率,从而降低系统的维护成本。

综上所述,信息集群的特征包括大规模信息的集聚和存储、并行处理和分布式计算能力、高度可扩展性和容错性,以及智能化管理和自动化运维。这些特征使得信息集群成为处理大规模数据和复杂计算任务的关键技术,广泛应用于云计算、大数据处理、科学研究、工程设计、金融和企业管理等领域。

总之,信息集群作为一个重要的信息处理和存储架构,在未来将持续发展,并在各个领域发挥重要作用。通过不断创新和技术进步,信息集群有望实现更高效、安全和可靠的数据处理和分析,推动社会数字化和智能化进程。

(三)信息集群理论的应用

目前信息集群理论已经成为信息资源管理领域的核心理论之一。金中仁和金敏婕将信息集群理论应用到对信息企业核心竞争力的研究之中。图书馆信息集群具有的优势,主要体现在可以实现图书馆馆藏资源的整合,促进图书馆创新,改善信息传播途径与渠道,辅助图书馆开展社会服务等方面。图书馆的知识供应链就是在信息集群理论的指导下形成的,是一种信息集群的创新网络,主要涉及了制度因素、合作因素和环境因素,需要相应的激励机制、合作机制、信任机制、集体学习机制、协调机制和利益驱动机制的强力支持等。肖希明和李硕讨论了将群体信息理论应用于公共数字文化资源整合的必要性,并强调这可以有效降低信息生产成本,从而实现信息生产效率的提升;同时也可以促进信息传播方式的创新,以提高企业的综合竞争力。他们认为,在信息集群理论的指导下,数字公共文化资源的整合重点应当是公共文化机构,只有在机构的运作模式和管理制度的支持下,信息技术的应用才可以为资源整合提供正向的支持。

部门管理概念的提出,就是信息集群理论应用的典型案例。它出自公共管理领域,是公共管理为了应对公共服务与治理的分散性和碎片化难题,而采用的一种跨部门协同机制。这种协同合作模式在实践中具备强大的有效性,目前在地方政府的各部门间十分常见。研究者调查了46个案例,他们都属于鲜明的跨部门管理实践,总结部门间合作实质上是在管理思维、管理体制层面的创新,可以解决传统管理的难点与痛点,如员工激励、机构重组等。研究者所提出的整体政府理论是跨部门合作的典型代表,强调通过促进部门或组织之间的跨界合作过程,解决综合性公共服务所面临的技术性难题。其主要思想有九个层面:1.部门间主义;2.跨功能合作;3.基于网络的协调机制;4.企业权力下放和责任扩大;5.降低企业转移成本的能力;6.合作服务的生产方式;7.案件管理人员;8.跨组织的信息管理和一体化;9.一般预算和采购。同时他还提出了十个步骤,以加强政府的包容性:1.确定各组织之间的关系;2.确定制约因素、障碍和资源;3.确定需要纳入的条件和条件;4.确定权力工具和资源;5.应用工具和资源;6.确定风险;7.确定任务;8.确定执行任务的互动机制或活动;9.设计和实施系统;10.回到任务和战略上来。

(四)资源聚合的共性基础

资源集合是现代社会发展的一个重要趋势。它旨在整合不同类型的资源,以实现最优配置、提高利用效率和促进创新发展。资源的定义包括自然资源、人力资源、物质资源等许多方面,而资源集合则是以某种方式和模式将这些不同类型的资源集结在一起。资源集合的共性基础在于各方之间的利益共享和互助合作、信息共享和透明度,以及增值能力和创新动力。在资源集合的过程中,各方通过分享风险和回报来实现资源的最大化利用和价值的增加。依靠技术手段和互联网平台的支持,资源集合为社会发展提供了更广阔的空间和机会。因此,只有充分发挥资源集合的共性基础,才能实现可持续增长和可持续发展。

1.资源集合的含义和目的

资源集合指的是整合不同类型的资源,以实现共同利益的目的。资源集合的目的主要包括提高资源利用效率和实现协同发展。

首先,通过资源集合可以实现规模效应,即通过整合更多的资源来降低成本、提高生产效率。例如:企业可以通过与供应商合作,集中采购原材料,获得更有竞争力的价格和优质的原材料,进而提高产品质量和市场竞争力。

其次,资源集合能够促进创新和协同发展。不同类型的资源具有互补性,通过资源的交流和整合可以创造更多价值。例如,在科技创新领域,不同领域的专家和研究机构可以相互合作,共享资源和技术,加速科技创新的过程,推动产业的发展。

因此,资源集合对于实现资源的有效利用和促进社会经济的发展具有重要意义。

2.资源聚合的方式和模式

(1)同类资源聚合:集中、整合同一类资源,形成规模效应。通过整合相同类型的资源,可以实现规模经济效益,提高资源利用效率并降低成本。举个例子,多家农场可以组成农业合作社,共同购买农机设备和原料,实现农业生产的规模化管理,从而提升经济效益。

(2)异类资源聚合:不同类型的资源互补、相互支持,实现协同创新。异类资源聚合是指将不同类别的资源结合起来,共同发挥作用,创造新的价值和优势。一个例子是科技企业与教育机构的合作,将科研成果与教育资源结合起来,推动科技成果的转化和应用。

(3)共享经济平台的资源聚合模式:共享、流通资源,提供更广泛的价值。共享经济平台充分利用互联网和信息技术,让闲置资源得以共享和交易,满足个人和企业的需求。通过共享经济平台,用户可以共享住房、共享车辆等方式来实现资源的共享和再利用,从而提供更广泛的服务和价值。

根据以上,可以看出资源聚合有几种不同的方式和模式。同类资源聚合可以带来规模效应,使得资源利用更高效;异类资源聚合可以促进协同创新,创造新的价值;而共享经济平台则为资源的共享和流通提供了便利,拓展了服务范围并提供更广泛的价值。

3.资源聚合的共性基础

(1)利益共享和互助合作

在资源聚合过程中,参与者之间可以通过共享利益和相互协助来实现他们的共同目标。资源提供者愿意分享自己拥有的资源,以获取更大的回报。而资源接受者则能够获得所需的资源,从而提高自身的生产效率和竞争力。这种互利互助的思想和行动为资源聚合提供了稳固的共性基础。

（2）信息共享与透明度

资源聚合需要参与者之间进行充分的信息交流和共享。通过信息共享，可以消除不对称的信息，增加合作的可预见性和可信度。同时，透明度也是资源聚合的另一个共性基础。通过公开透明的信息流通，各方能够更全面地了解资源的流向和价值。这不仅可以提高决策效率和合作效果，还可以建立起更加信任的合作关系。

（3）增值能力与创新动力

资源聚合的目标之一是实现资源的优化配置和增值。资源提供者通过聚集资源形成规模效应，提高资源利用效率，从而实现资源的增值。与此同时，资源聚合还能够促进创新和协同发展。通过不同类型资源的互补优势和创新思维的碰撞，带来新的机遇和价值。

综上所述，利益共享和互助合作、信息共享和透明度，以及增值能力和创新动力是资源聚合的共性基础。这些基础为资源聚合提供了可靠的支持，使参与者能够更有效地合作，实现共同的目标。

4. 资源聚合的挑战和解决方案

资源聚合面临着多项挑战，需要采取相应措施来解决：

（1）平衡竞争与合作关系：资源聚合涉及各方之间的竞争和合作关系。为了确保资源的公平分配和合理配置，需要建立公正的竞争机制。同时，也需要鼓励各方形成互助合作的良好氛围，以实现资源共享的目标。

（2）法律法规和政策支持：为了顺利进行资源聚合，需要建立健全的法律框架和政策措施。这些法律法规和政策应明确资源聚合的原则、规范行为准则，并为资源聚合提供必要的支持和保障。同时，还应注重市场监管，加强对资源聚合行为的监督和管理，以防止不正当竞争和资源浪费。

（3）技术和平台支撑：技术和平台在资源聚合中起着重要作用。通过运用先进的信息技术和互联网平台，可以实现资源聚合的高效运作和优化配置。例如，利用大数据、人工智能等技术，可以快速匹配资源需求和提供，提高资源利用效率。同时，创造性地设计和构建资源共享平台，为各方提供公平、透明、高效的资源交流和合作平台,也是推动资源聚合的重要手段。

资源聚合是现代社会发展的趋势和方式。只有在共性基础上实现资源优化配置和利用,才能实现持续增长和可持续发展。

六、实践基础

实践基础是指在实际操作和活动中所积累的基本知识、经验和数据等方面的基础内容。它对于我们理解和应用知识,指导实践行动具有重要意义。在解决问题、进行决策和推动事业发展等方面,实践基础起着不可忽视的作用。因此,要将详细介绍实践基础的内容,包括实践基础的分类、重要性以及培养实践基础的方法。

实践基础的分类

实践基础可以按照不同的角度进行分类,主要包括理论基础、经验基础和数据基础。首先,理论基础是指在具体实践活动中所运用的各种科学理论体系和哲学基础,这些理论提供了对实践问题的解释和指导。例如:在经济领域的实践中,宏观经济学理论、市场经济理论等起着重要的作用。其次,经验基础是通过实地观察、实践经验等获得的知识和经验,这些经验积累可以反映实际问题的实质特征和规律性。例如:医生在临床实践中积累的丰富经验能够帮助其更准确地诊断和治疗疾病。最后,数据基础是建立在大量实证数据基础上的实践支持,通过收集和分析数据,可以揭示出实际问题的变化状况和趋势。例如:社会调查数据可以为政策制定提供有效的参考依据。这些不同分类的实践基础相互关联,相辅相成,构成了实践活动不可或缺的重要基础。

为了培养实践基础,我们可以采取以下方法。首先,继续学习和探索,不断充实自己的理论基础,包括不仅限于获取新的学术研究成果、关注前沿科技动态等。其次,积极参与实际操作和活动,通过亲身经历和实践来积累经验基础,并从中总结和归纳出有价值的经验教训。最后,要善于利用现代技术手段收集和分析相关数据,以便更好地了解实际问题的现状和趋势。通过这些方法的实施,我们可以逐渐培养和提升自己的实践基础,从而更好地应对各种挑战和任务。

总之,实践基础在理解和应用知识,指导实践行动方面具有重要意义。不同分类的实践基础相互联系,构成实践活动的基础。通过学习和探索、参与实际操作和活动以及利用现代技术手段收集和分析相关数据等方法,我们可以培养和提升自己的实践基础,为解决问题和推动事业发展提供有力支持。

实践基础的重要性

实践基础对于巩固和应用理论知识起到关键作用。通过实际操作和实践经验,我们能够更加深入地理解学到的理论知识,并将其体现在实际问题的解决中。例如,在学习物理学时,我们可以通过做实验来验证理论公式并观察物理现象,从而加深实践基础的重要性。

实践基础对于理论知识的巩固和应用至关重要。仅仅掌握理论知识是不够的,我们需要将其转化为实践中可行的解决方案。实践基础提供了一个把理论知识运用到实际情境中的平台,使我们能够更加深入地理解和应用所学的知识。例如,在学习一门外语的过程中,我们需要通过实践中与母语人士交流,才能更好地掌握语言的实际运用方法。只有通过日常的实践,我们才能在实际交流中提高自己的口语表达能力,并深化对语法规则和词汇的理解。实践基础帮助我们更好地巩固和运用知识,使其成为我们解决问题的强大工具。

如何培养实践基础

培养坚实的理论基础是必不可少的。学习并掌握相关的理论知识,这将为你在实践中提供一个可靠的指导和支持。

通过积累丰富的实践经验来完善你的基础。参与各种实践活动,亲身经历并反思其中的挑战与成果,这样才能够逐渐提升自己的实践水平。

在实践过程中要注重数据的收集和分析,这可以帮助你构建一个坚实的数据基础。通过对数据的深入研究和分析,你可以发现其中的规律和趋势,从而更好地指导自己的实践工作。

不断进行实践探究,不仅可以增加你的实践经验,也能够巩固你的实践基础。通过不断的实践探索,你可以不断调整和优化自己的方法和策略,从而提高自身的实践能力。

通过以上方法的实施,你将能够培养出一份坚实的实践基础,为未来的实践工作打下强大的基础。

(一)数字环境下图书馆用户需求研究

在网络环境下,用户需求呈现出多样化的趋势,使得相关机构很难对用户类型进行单纯的划分并赋予用户单一的标签。而用户需求是当前服务行业重点关注的因素,可以作为向目标用户提供优质服务的基础。

尤其是在信息服务领域,用户对信息的获取通常存在极强的目的性和针对性,即他们的信息需求表现得较为明显。因此,作为信息服务的主要提供者的图书馆自然也重点开展了对用户需求的相关研究。因此,目前图书馆的传统用户需求研究已经具备相当丰硕的成果,同时在用户心理和服务反馈等方面的相关成果也逐渐丰富起来。同时,在研究开展的过程中图书馆也积累了相当多的有关用户培训、用户教育的经验。网络时代的到来和技术的变革,使图书供给与获取方式发生了颠覆性的变化,与此同时图书用户心理、行为和群体特征也开始发生显著变化,网络用户的便利心理、最小努力法则和路径依赖逐渐成为网络环境下图书用户在获取信息服务的过程中的主要需求特征。代表性成果包括张照余定义了网络环境下的图书用户,并对其进行了分类,进而总结出他们具有物理隐蔽、身份多元、数量可扩展、需求多样、用户源广泛、权限层次化等特点[54]。王运彬认为用户需求会受到客观环境的影响,并就社会、网络和市场环境对用户需求的影响效应展开了分析。陈勇分析了图书用户在数字环境下,对载体形式、信息内容、服务措施与范围等方面需求的变化情况。李文和崔静则针对网络环境下用户需求的特点制定了提升服务质量的相应措施。

总结上述研究,可以发现目前的研究多停留在单纯的理论描述和文本的总结层面,缺乏基于大规模用户调查的实证分析,对图书馆用户服务的实践意义并不强。学术界对电子图书客户服务的研究还存在一些局限性,如调查方法的适用性、样本收集的难度、作者和用户的自我反思特征等。为了使研究方法从文献走向实践,图书馆有必要参与这一研究,这主要是因为。

首先,用户学习是图书馆的职责之一。检索是图书馆信息服务的最基础也是最核心的环节,为保障该环节的顺利运行,图书馆配备了大量的人力物力资源,这也为图书馆营造了其引导图书利用方面的优势,同时使图书馆的馆藏丰富、研究工具的培训与使用等用户培训方式得以发展。

其次,图书馆很容易从用户那里得到信息。无论用户通过何种渠道获取图书资源,他们都会留下一定的需求信息。图书馆可以很容易地获得关于用户配置和图书使用情况的信息,因此图书研究人员和学术界人士也倾向于与图书馆合作,获取用户信息。

再次,图书馆还很容易获取用户对图书馆网站的利用行为信息。图书馆作为主要的传播数字图书信息的机构,用户需要访问数字图书馆图书网站来获取图书资源。图书馆是创建和维护图书网站和数字图书馆的正确场所。在信息技术飞速发展和广泛普及的背景下,图书馆可以完成对用户行为信息的半自动化提取与分析,进而提取用户的需求特征建立相应的用户模型表示用户的需求,基于用户模型和现代化的信息推送技术,可以将用户感兴趣或有实际需要的图书资源以邮件、短信等多种方式向用户提供。当然,这种模式下用户识别与信息提取并不一定准确,需要图书馆在介入到各个流程中进行调节,以保障可以向用户提供准确的图书资源。

最后,研究用户需求可以为图书馆改善其服务提供动力。图书馆作为研究用户对图书资源需求的主体,从激励角度上将会更加重视这项工作。而服务一直以来都是图书馆发展的重要目标和动力,用户广泛认可和接受的图书信息服务,有助于社会对图书馆重要性认知的提高,也有助于改善社会对图书馆员的看法,是提高图书馆社会地位必不可少的因素。对用户需求的研究有助于改善图书馆的服务水平,主要体现在可以促进图书服务迅速适应快速变化的社会、技术、人文环境,满足多样化的社会需求。

1.用户群体划分

用户群体的分析是进行基础性用户需求研究的重要环节。在网络环境下,我们需要考虑更多因素以进行用户需求的深入研究。其中,快速、准确地获取信息资源是用户普遍的期望。然而,不同类型的资源具有不同的特点,这也导致了用户在搜索和利用图书信息时的差异。就使用目的而言,图书使用者更加注重获取可为工作和生活提供有价值的认证性信息,满足他们对知识应用的需求。然而,在实际情况中,并非所有用户会首选数字图书馆,他们更倾向于利用熟悉的搜索引擎来获取所需信息。由于知识产权的限制,很多信息并不对外开放,因此搜索引擎无法提供相应的内容。同时,图书馆及其他信息机构与搜索引擎之间的信息壁垒,也导致图书馆所拥有的丰富信息资源无法通过搜索引擎向用户提供。因此,我们需要从更广阔的视角来研究电子书的用户,以提高用户的满意度,扩大用户群体,并区分公共信息用户之间的差异,从而更好地满足不同用户群体的需求。这样的研究将有助于我们更好地了解用户画像,为他们提供更精准、个性化的服务。

首先,我们需要对图书用户的组成和分类进行研究。可以基于专业领域、地理位置和使用目的等因素作为分类标准,因为不同的图书用户之间存在明显的差异。用户对图书网站的使用往往具有某种依赖性,通过重点关注用户的常规使用行为并加强相关服务,我们可以起到示范的作用,进而吸引更多潜在用户并激发他们对图书的需求。由于网络的便利性,一些用户可能会不经意间访问图书馆的网站,通过分析这些用户的使用行为,挖掘他们的需求信息,有助于图书馆采取各种手段将这些用户转化为长期读者。

其次,我们需要详细分析用户对图书信息的需求。用户需求分析的核心在于对需求内容的分析,同时也要关注技术手段、用户心理和用户行为方面的因素,特别是对用户行为的分析。在图书服务领域,用户行为主要包括浏览、检索和使用。分析用户行为就是通过收集和提取这三种不同做法的数据,以定量或定性的方式发现用户对图书资源存在的某种倾向,从而指导图书馆提供用户服务。国内已经在这方面展开了一些相关研究并取得了一定成果,还对用户行为的相关模型进行了验证。因此,国内的图书信息用户行为研究可以借鉴这些的研究成果。参考已有的用户行为成熟度模型,并结合图书用户的特点对数据进行了统计分析,同时运用经验方法对模型进行了调整。此外,研究用户行为不仅要关注行为本身,还要注意行为的动机以及即将产生的结果。动机驱使着用户产生相应的行为,是研究用户行为的基础。结果直接反映了用户对图书馆服务的满意程度,并为改进图书馆服务提供了参考。

以上是与图书用户群体划分相关的内容。通过深入分析用户的构成和需求,我们可以更好地了解用户的特点和心理,从而提供更适应用户需求的图书馆服务。

2.用户满意度评估

为了确保对信息服务用户满意度的准确评估,必须建立科学完善的评价指标体系,并首先明确电子图书的使用人群、使用情况和效果。用户满意度评估旨在量化用户对服务体验的感受,通常采用调查等方式进行评估。评估对象包括数字图书馆的功能和用户体验,以及数字图书资源的内容质量。

在评估功能时,需要关注数字图书馆网站的设计,特别是信息导航、智能搜索和知识服务等功能模块。此外,数字图书馆还应突出本馆的馆藏特色,以吸引并留住忠实用户。评价网站质量时,通常会考虑用户主观感受,例如网站的布局、导航和交互界面。而网站内容的质量可以从图书资源的储量、完整性、准确性和开放性等方面进行评估。

实际上,用户对网站的使用频率和满意度是评估用户满意度的最有效指标。量化测量电子书用户的满意度有助于图书馆了解用户需求并发现自身服务的不足之处。只有当图书馆的服务满足用户需求时,用户满意度才能提高,并进一步获得社会的认可。

在网络时代,分析用户需求和应用先进技术是改善图书馆服务的两个关键要素。目前,根据用户需求调整图书馆服务已成为图书馆界的常规做法。先进的信息技术在数字图书馆中得到广泛应用,使得资源导航、智能搜索、定制服务、推荐服务和知识服务等现代服务工具可以在统一的系统界面下集中提供。虽然这方面的理论研究已处于领先地位,但图书馆的软硬件设施和人员配置等仍无法支持综合服务功能的实现。因此,基于用户需求的研究将成为丰富馆藏资源、应用现代技术、提升人员素质和加强馆舍设施的重要方向,推动图书馆的持续发展。

(二)数字资源融合项目实践

数字资源融合项目作为图书馆信息服务的重要组成部分,在数字化时代崭露头角。它旨在整合各种数字资源,包括电子书籍、数字期刊、数据库等,为用户提供更为便捷高效的信息获取途径。数字资源融合项目的兴起,标志着图书馆已经进入了全新的信息管理模式,通过整合和利用各种数字资源,使得图书馆的服务更加多样化和智能化。随着信息技术的不断发展,数字资源融合项目已经成为图书馆业务发展的必然趋势。

1.数字资源融合项目的目标:

数字资源融合项目的实施旨在充分利用现代科技手段,将传统图书馆中的各类资源数字化,并通过融合、整合和管理,提供更全面、便捷的信息服务。首先,数字资源融合项目旨在提高图书馆的数字化水平,将纸质图书、期刊、报纸等文献资源数字化存储,并通过网络技术实现远程检索和获取。这使得读者无需亲自前往图书馆,就能够随时随地访问所需信息,极大地方便了用户。其次,数字资源融合项目还旨在整合不同类型的信息资源,包括电子图书、学术论文、多媒体资料等,使之形成一个综合而丰富的数字图书馆。用户可以通过一个平台来获取多种多样的知识和信息,提供了更多的选择和便利。此外,数字资源融合项目还强调资源的共享和互通,通过与其他机构、图书馆的合作,打破信息孤岛,实现资源的共享利用,为用户提供更加全面、深入的学术资料,促进学术研究与交流的发展。

数字资源融合项目的实施对图书馆服务产生了巨大影响。首先,数字资源融合项目提升了图书馆服务的效率和质量。通过数字化处理和整合,图书馆工作人员可以更快速地检索和查找相关资源,提供更精准的推荐和引导,节省了大量的时间和人力成本。其次,数字资源融合项目拓展了用户的信息获取渠道。以往用户只能依赖实体图书馆来获取知识和信息,现在他们可以通过互联网访问数字资源库,随时查阅、下载所需文献,节约了用户的时间和经济成本。此外,数字资源融合项目还提供了更加个性化的服务。通过用户数据的分析和挖掘,图书馆可以根据用户的需求和兴趣推送相关资源,实现个性化的信息服务,增强用户体验和满意度。

综上所述,数字资源融合项目的目标是为了提供更全面、便捷的信息服务,通过数字化、整合和共享资源,提升图书馆的服务水平和用户体验。数字资源融合项目的实施对于图书馆的发展具有重要意义,它将助力图书馆实现现代化转型,适应信息社会的发展需求,为用户提供更好的知识获取和学术交流平台。

2.数字资源融合项目的实施是一个复杂而关键的过程,涉及到多个环节和步骤

首先,图书馆需要明确数字资源融合项目的具体目标和规划,包括整合不同类型的数字资源、提高资源利用率、优化用户体验等方面。其次,在项目实施中,需要建立起有效的团队协作机制,确保各个部门之间的密切合作和信息共享。另外,项目实施过程中的技术支持也至关重要,需要确保数字资源平台的稳定运行和数据安全性。除此之外,适时的培训和沟通也是不可或缺的,以确保全体员工对数字资源融合项目的理解和支持。最后,定期进行评估和调整是保证项目顺利进行的关键,通过数据分析和用户反馈,及时发现问题并采取相应措施,不断优化和完善数字资源融合项目的实施。

3.数字资源融合项目实践经验分享

在数字资源融合项目的实践中,我们积累了一些宝贵的经验,以下是我对此进行分享:

(1)高效的资源整合

数字资源融合项目着眼于将各种形式的数字资源进行整合,使之能够更加高效地被利用和访问。在实践中,我们发现一个关键点是建立一个统一而可靠的数字资源库,这样可以方便用户以更快的速度找到他们所需的信息。此外,我们也通过采用数据标准化和分类的方法,提高了资源整合的效率,使得用户可以更便捷地进行搜索和浏览。

(2)多元化的数字资源服务

数字资源融合项目为图书馆提供了一个拓展服务范围的机会。除了传统的文字类资源,我们还将音频、视频、图片等多种媒体资源纳入融合项目中,以满足

不同用户的需求。我们发现,通过提供多元化的数字资源服务,图书馆能够吸引更多的用户,并提升用户满意度。

（3）用户参与与反馈

数字资源融合项目的成功离不开用户的积极参与和持续反馈。我们通过组织用户调研、开展用户培训等方式,引导用户更好地利用数字资源融合项目所提供的服务。同时,我们也定期收集用户的意见和建议,以不断改进和优化项目的内容和体验。通过用户的参与和反馈,我们能够更准确地了解用户需求,并进行相应的调整和改进。

（4）合作与共享

数字资源融合项目的实施需要各方的合作与共享。在我们的实践中,我们与其他图书馆、科研机构和出版社等建立了合作关系,共同参与数字资源的采集、整合和共享。这种合作与共享的模式不仅加强了资源的多样性和质量,也提升了数字资源融合项目的实施效果。

总之,数字资源融合项目的实践经验积累是一个不断完善的过程。通过我们的努力和探索,我们深刻认识到数字资源融合项目对于图书馆服务和发展的重要性。我们将继续与时俱进,不断改进和创新,以推动数字资源融合在图书馆领域的应用和发展。

4.数字资源融合项目的未来发展

数字资源融合项目在未来的发展趋势将主要体现在以下几个方面:首先,随着技术的不断进步和图书馆数字化程度的提高,数字资源融合项目将更加智能化。未来的数字资源融合系统可能会采用人工智能技术,为用户提供更加个性化、精准的服务。其次,数字资源融合项目将向更广泛的领域扩展,不仅局限于图书或文献资源,还可能涵盖多媒体、数据等各种形式的数字资源。这将为用户提供更加丰富全面的信息服务。再次,数字资源融合项目还更加注重用户参与和体验,通过用户反馈、评价等方式不断优化项目内容和服务模式,提升用户满意度。

最后,数字资源融合项目的未来发展还将受到社会、政策等多方面因素的影响。随着数字经济的快速发展,数字资源融合项目将扮演越发重要的角色,为知识传播、信息共享等领域带来新的可能性。同时,政府支持和相关法规政策的制定也将对数字资源融合项目的发展产生深远影响,促进数字资源融合项目与社会发展相互促进、相互融合,不断推动图书馆行业走向现代化,服务用户需求,实现信息共享目标。

数字资源融合项目实践的经验和成果让我们理解到,该项目对图书馆现代化转型的推动作用是不可忽视的。通过数字资源融合,图书馆能够更好地满足用户需求,提供更加便捷和全面的信息服务。数字资源融合项目的实施将使传统图书馆从纸质文献存储转向数字化存储,进一步提升了图书馆的信息化水平。

首先,数字资源融合项目实践的一个重要成绩是有效整合了各类数字资源。通过数字化处理和信息技术的应用,纸质书籍、期刊、报纸等传统资源得以高效率地数字化存储和管理。此外,电子资源如学术期刊、电子书籍等也得以集成入图书馆的系统中,用户可以通过在线访问这些资源,大大提高了资源利用效率。数字资源融合项目的成功实践为图书馆构建了一个丰富多元的数字资源库,拓展了用户获取信息的渠道和途径,提升了用户体验。

其次,数字资源融合项目的实践进一步促进了图书馆与用户的互动与交流。通过数字化技术的应用,图书馆能够实现个性化的信息服务,根据用户的需求和偏好,推荐相关资源,提供定制化的服务。用户可以通过图书馆的数字平台进行在线咨询、预约借阅、参与讨论和分享,从而实现与其他用户和图书馆工作人员的互动与交流。数字资源融合项目的实施拉近了图书馆与用户之间的距离,打破了时间和空间的限制,为用户提供更为便利和贴心的服务体验。

最后,数字资源融合项目带来的成功实践为图书馆未来的发展奠定了坚实基础。随着科技的不断进步和社会的快速变化,数字资源融合将会成为图书馆发展的主要趋势。未来,数字化技术将更深入地融入图书馆的方方面面,提供更多种类的数字资源,辅以智能化的服务模式,更好地满足用户需求。数字资源融合项目实践的经验将在未来引领图书馆行业的发展和变革。

总之,数字资源融合项目实践是图书馆迈向现代化的重要一步。通过数字化处理和信息技术的应用,信息资源得以高效整合、便捷获取和智能化服务,满足了用户对多元化和个性化信息服务的需求。数字资源融合项目为图书馆的现代化转型提供了宝贵经验,同时也为图书馆行业的未来发展指明了方向。图书馆将继续致力于数字资源融合项目的实践与创新,为用户提供更优质、便利的信息服务,与时俱进、持久发展。

(三)数字资源融合服务评价的尺度

用户是数字资源融合服务的受益者,同时也是评价服务质量的核心主体。因此,用户对数字资源融合服务的评价是衡量服务质量的重要标准。在进行数字资源融合服务评价之前,我们需要明确评价的标准和方面。

根据专家的感知服务质量理论分析,服务质量可以综合考虑功能/过程质量和技术/成果质量两个方面。功能/过程质量指用户使用服务时的感受和体验。由于数字融合服务应该具备多样化、便捷化和个性化的特点,能够无缝整合用户所需的资源,因此我们可以将资源获取作为一个关键维度来评价服务的功能和过程质量。此外,为了实现良好的服务体验,数字融合服务还必须具备可靠的技术支持,这构成了评价服务技术方面的一部分。

在评价数字资源融合服务的技术/成果质量时,我们着重考虑用户在使用服务后所获得的收益。资源整合是数字融合服务的基础,它能够实现图书资源的内容丰富和结构多样,因此也构成了评价服务技术/成果质量的维度之一。此外,图书信息服务的重要目标是满足用户的知识需求,提供具有问题解决能力的知识内容。因此,在评价服务技术/成果质量时,我们还需要考虑知识参考的方面。

总结起来,图书馆的数字化融合服务应以资源整合为基础,并借助网络技术保障用户的知识获取。以下是各维度的分析:

1.资源获取维度

一体化的网站可以作为跨领域合作的窗口,也能成为用户访问的统一途径。许多国家已经开始建设一体化门户网站,以帮助用户轻松获取各种不同类型的资源。我国的门户网站功能设计旨在满足用户多样化的信息需求,其中包括统一的搜索门户、学科知识聚类、信息推荐、便民服务以及在线展览等方面。

首先是统一的搜索门户,实现一体化的资源检索是评估资源整合程度的重要标准。例如,一体化门户网站提供了一个统一的搜索门户,使人们能够高效地获取各种文化资源。通过使用统一的搜索门户,用户可以解决跨图书馆的搜索问题,并无缝地访问多种资源。

其次,根据不同的规则对图书、档案等信息资源进行分类,可以实现学科知识的聚类。通过借鉴分类思想,可以从满足用户知识需求的角度出发,将不同分类标准下的各类信息资源进行异构整合。

此外,个性化的信息推荐可以基于用户个性化需求建立相应的用户模型,揭示用户的需求。由于用户需求的多样性和综合性,个性化的信息推荐成为满足这种需求的有效方式。此外,它还可以帮助用户了解服务动态,及时发现有价值的信息。

随着强化公共文化服务基础设施的发展,图书馆以服务民生为己任,为基层社区居民提供便捷服务成为近年来的研究重点。例如通过流动书店、移动图书馆等手段,已经初步实现了对社区的服务。图书馆和博物馆所提供的信息具备强大的可信度,而公众对可靠的民生信息有巨大的需求,这为图书馆继续教育和社区服务提供了充足的动力。

最后,作品数字化和在线展览是让公众了解和传播相关作品的有效途径。例如,加拿大国家图书馆网站定期举办各种资料展览,极大地丰富了公众的历史知识和文化生活。图书馆通过在网上展示专题作品和经济成果等资源,借助互联网的发展和普及,进一步扩大了传播的对象和范围。

通过对这些多维度的分析和评价,我们可以更好地理解和评判数字资源融合服务的质量。同时,不断改进和优化这些维度,将有助于提升用户对数字资源融合服务的满意度和体验。

2.资源整合方面

随着信息网络技术的快速发展,数字资源的整合与利用变得越来越重要。许多文化机构纷纷将其纳入日程,并开始探索新的理念和技术以应用于面向用户的数字资源整合服务实践。资源整合是各文化馆舍在数字化资源建设中采用统一标准的过程,可以大大降低合作机构在资源储备环节的成本投入,也可以让公众更充分、更便捷地使用这些资源。一份国际图联的报告指出,建立电子馆藏是机构间合作的大趋势,也是扩大资源范围、汇集馆藏知识的重要手段。根据整合重点的不同,主要有形式整合、内容整合和数据库整合。

形式整合主要涉及图书与原始档案的整合。通过制定统一标准,将图书和原始档案整合形成一个数据库,以促进不同载体间信息和知识的传播与交流。欧洲虚拟博物馆的成功经验是实现了虚拟图书、档案和文物资源的整合,特别注重内容的丰富性和形式的多样性,并以此为基础实现了多媒体服务模式,进一步增强了信息传播的影响力。

内容整合方面,可以整合数字期刊、会议、年鉴以及编辑和研究产品等资源。这种整合有助于进一步扩大资源储备,优化馆藏资源结构。

多媒体资源数据库可以结合图形、音频和视频等数字资源,更好地展示资源的完整性和范围,为用户提供全新的知识理解和吸收角度。研究者认为,带有图形和视听元素的多媒体数字资源通过反映现实环境,加深了用户对知识的理解,为用户提供了更好的互动与体验。

开放存取资源的组织是一项非常重要的任务。开放存取资源通过网络平台向用户提供统一和普遍的访问,这种开放运动对学术交流、学习、教育和工作生活都产生了积极的影响。为了充分有效地利用这些资源,图书馆和图书馆员应组织和筛选这些资源,并将其有序地整合起来,以满足用户的信息需求,支持和保护用户自由地获取资源。

共享区域性特殊数据库是将资源整合到图书馆中,以优化和丰富区域性文件、人物和图书历史的特殊收藏结构,有助于更好地保护和共享人类文化遗产。根据调查,加拿大图书馆正在利用先进的信息技术有效地保存数字文化遗产,并通过先进技术提高数字资源的检索效率。

总的来说,数字资源整合在数字化时代发挥着至关重要的作用。通过统一标准,整合不同形式和内容的资源,我们可以实现资源的更好利用,为公众提供便捷、高质量的数字资源服务。

3.技术平台方面

随着信息网络技术的快速发展,数字资源的整合与利用变得越来越重要。许多文化机构纷纷将其纳入日程,并开始探索新的理念和技术以应用于面向用户的数字资源整合服务实践。资源整合是各文化馆舍在数字化资源建设中采用统一标准的过程,可以大大降低合作机构在资源储备环节的成本投入,也可以让公众更充分、更便捷地使用这些资源。一份国际图联的报告指出,建立电子馆藏是机构间合作的大趋势,也是扩大资源范围、汇集馆藏知识的重要手段。根据整合重点的不同,主要有形式整合、内容整合和数据库整合。

形式整合主要涉及图书与原始档案的整合。通过制定统一标准,将图书和原始档案整合形成一个数据库,以促进不同载体间信息和知识的传播与交流。欧洲虚拟博物馆的成功经验是实现了虚拟图书、档案和文物资源的整合,特别注重内容的丰富性和形式的多样性,并以此为基础实现了多媒体服务模式,进一步增强了信息传播的影响力。

内容整合方面,可以整合数字期刊、会议、年鉴以及编辑和研究产品等资源。这种整合有助于进一步扩大资源储备,优化馆藏资源结构。

多媒体资源数据库可以结合图形、音频和视频等数字资源,更好地展示资源的完整性和范围,为用户提供全新的知识理解和吸收角度。研究者认为,带有图形和视听元素的多媒体数字资源通过反映现实环境,加深了用户对知识的理解,为用户提供了更好的互动与体验。

开放存取资源的组织是一项非常重要的任务。开放存取资源通过网络平台向用户提供统一和普遍的访问,这种开放运动对学术交流、学习、教育和工作生活都产生了积极的影响。为了充分有效地利用这些资源,图书馆和图书馆员应组织和筛选这些资源,并将其有序地整合起来,以满足用户的信息需求,支持和保护用户自由地获取资源。

共享区域性特殊数据库是将资源整合到图书馆中,以优化和丰富区域性文件、人物和图书历史的特殊收藏结构,有助于更好地保护和共享人类文化遗产。

根据调查,加拿大图书馆正在利用先进的信息技术有效地保存数字文化遗产,并通过先进技术提高数字资源的检索效率。

总的来说,数字资源整合在数字化时代发挥着至关重要的作用。通过统一标准,整合不同形式和内容的资源,我们可以实现资源的更好利用,为公众提供便捷、高质量的数字资源服务。

4.知识相关性维度

图书馆管理致力于满足用户需求,将用户体验置于首位。在信息资源的海洋中,用户渴望找到解决问题的线索。为此,图书馆采取了一种综合服务模式,即在技术集成的基础上进行知识整合、需求挖掘和内容重组。具体而言,该模式包括咨询性知识库、专家智库和在线学习等服务,旨在满足读者需求并帮助用户解决问题。

(1)数字参考咨询是一种以获取专业知识为重点的服务模式,它通过整合书本资源和专家知识来为用户提供问题解决的思路、方案或创新知识。张晓林指出,重点应该放在获取专业知识、整合经验和资源技术以及重组咨询信息上。

(2)指导知识库是通过技术手段对问答数据集进行提炼,形成一个有意义且方便使用的参考数据集。通过利用过去的经验数据,可以更快速、更便捷地向用户提供有效的问题解决方案,从而提高指导效率。

(3)专家深度解答是指由多元化团队提供的解答帮助,这个团队不仅包括图书馆领域的专业学科官员,还应该包括各学科领域的专家。这种服务模式以图书馆资源为基础,以学科馆员为主要形式,专家学者的解答为辅助方案。学科专家具备深厚的知识背景和对学科行业热点的精准捕捉,可以为用户提供专业的指导、建议和支持,促进用户显性知识和隐性知识的同步发展,对学科馆员的服务起到关键性的补充作用。

(4)个性化服务是一种灵活、针对性强的主动服务模式,它利用偏好分析方法根据用户的检索、浏览或其他使用行为数据来挖掘用户需求。通过提供满足用户个性化知识需求的数字资源在线服务,可以有效地帮助用户获取和创新知识。

（5）在线学习中心是图书馆的重要组成部分之一，教科文组织的报告指出，"每个人都需要在其一生中不断学习，终身教育是学习型社会的基石"。为此，图书馆承担着促进学习型社会建设和培养社会成员终身学习观念的重大责任。随着信息技术的迅猛发展，图书馆开设了在线学习中心，通过视频讲座、多媒体信息传播和构建知识专题等方式为公众提供广泛而多样化的在线学习内容，为学习创造了有利条件。

七、资源聚合的开展机遇

（一）政策支持

图书馆作为一个受到国家部门主管的事业单位，其各项工作受国家政策的影响较大。因此，近年来我国站在宏观角度出台的国家文化战略使文化机构集群之间及其内部资源的整合成为可能。文化战略是国家战略重点，其需要解决的首要问题就是，在新时代应当如何实现对中华民族悠久而灿烂的历史文化的传承创新，从而促进国家文化软实力的增强。

此外，早在《2006-2020年国家信息化发展战略》中就指出，要通过公共文化信息基础设施建设与公共文化信息资源整合的加快与强化，实现公共文化信息服务体系的完善。2007年出台的《中共中央办公厅国务院办公厅关于加强公共文化服务体系建设的若干意见》以及一系列的重点公共文化服务项目则明确要求，应当以切实可行的公共文化服务机制，保障完善的公共文化信息服务体系的全面铺开：文化共享项目、数字图书馆推广项目、电子阅览室共享建设方案要广泛动员和逐步扩大公众参与，以数字博物馆、数字档案馆为依托，建设数字爱国主义教育基地，收集民间艺术团体与民间手工艺者传承的非物质文化遗产，将其整合并实现其数字化建设，这些措施都有助于公共数字文化建设工作的不断完善。2013年出台的《中共中央关于深化综合改革若干重大问题的决定》重点关注了公共文化服务环节中的体系构建、评价反馈以及服务于人民群众利益和需求的衔接程度；并鼓励公共图书馆、博物馆、文化馆、科技中心组建管理委员会，吸引社会各界代表和专业人士参与管理。2015年，李克强总理则重点指出"文化是一个民族的精神命脉和创造源泉，要践行社会主义核心价值观，弘扬中华优秀传统文化,让人民群众享有更多文化成果。"

我国目前正在竭力推进的文化资源共享工程就是文化战略实施的重要方向,主要方案是以数字网络平台为依托,采用高新的数字化和网络技术,实现民族文化资源的整合,进而为用户提供一站式服务。同时在建设和不断完善文化资源共享基地的过程中,实现对非物质遗产的保护工作正是实现优秀历史文化的继承发展、传承创新的有效措施。

（二）技术支持

在实践操作层面,信息技术的飞速发展与革新,促进了各领域内数字化信息资源的产生和增加,其处理数字化资源的高性能,使不同领域的资源整合成为可能的同时,也提升了该项任务的紧迫性,使各类信息资源的整合成为未来信息资源服务行业发展的新方向。

尤其是在网络环境下,信息技术对图书馆的各项工作都具有极强的能动性,对图书管理与服务产生了深远而持续性的影响,主要表现为:第一、信息技术改变了文献的地位,图书馆的虚拟馆藏资源占比越来越高。信息技术的革新引起了图书馆馆藏结构形式的巨变,数字图书馆乃至更进一步的智慧图书馆将成为未来发展的主流。第二、信息技术改变了图书馆传统的文献管理流程,传统纸质文献的数字化处理和组织,乃至数字馆藏的收藏等文献管理环节已经成为当代图书馆文献管理的主要环节。第三、信息技术改变了用户的行为,互联网的普及,使通过网络获取所需信息成为使用最广和用户首选的信息获取方式。第四、随着技术环境的变化,它还将对图书馆的管理理念、结构组织、运作模式产生深远的影响。

但是,信息技术实际上是一把双刃剑,它在推动图书馆变革创新的同时,也引发了越来越多的人对于图书馆丧失人文气息的忧虑和对图书馆前景的担心。尤其日益"变态"的搜索引擎,对图书馆和图书的信息源地位造成了极大的冲击,他们不再是用户获取信息资源的首选。因此,各级图书馆和相关部门均希望能够建设一个资源丰富的集成式信息平台,而信息技术的发展为这种想法的实现创造了适宜的条件和良好的土壤,并提供了强大的技术支撑。

此外,数字人文技术的成熟完善与广泛应用,数字文化遗产存取项目的大范围铺开,使图书馆、博物馆等机构在文化资源建设发展过程中的良性变化越来越多。

八、资源聚合的管理原则

资源的管理应遵循一些原则,而不仅仅是简单地整合资源。在进行资源聚合时,必须明确一些问题:图书馆现在需要哪些资源?目前拥有哪些馆藏?图书馆缺少哪些资源?可以通过哪些途径获取这些缺失的资源?只有在有目的性的资源聚合下,才能有效地进行资源的整合。规划是资源聚合不可或缺的一部分,通过事先的规划,可以减少聚合过程所需的时间并提高聚合效率。当然,资源聚合也需要遵循一定的原则。

首先,在资源聚合的过程中,应遵循资源分类聚合的原则。资源的聚合不仅仅是简单地加以整合,而是需要对资源进行分门别类的聚合。信息资源种类繁多,各具特点和用途,因此资源聚合必须体现出高效率的资源使用。在资源整合的过程中,更加强调对资源进行分类整合。这样做的第一个原因是,通过从不同的方面进行资源叠加,可以在需要使用资源时,根据其分类快速找到所需资源,提高查找信息的效率。第二个原因是,资源的分类聚合有助于了解各种资源的现状,部分资源可能目前缺乏,需要加强对这些资源的开发;而某些资源可能存在过剩,因此可以让更多的人使用这些资源。第三个原因是,分类聚合资源便于对当前资源进行管理,有助于统计资源情况。在使用过程中,如果出现了资源丢失或损坏的情况,可以迅速找到出错的资源部分。

其次,需要明确资源聚合并非简单叠加,而是要合理配置资源,以实现资源聚合的1+1大于2效果。资源聚合的关键在于"合",对于企业家而言,他们更希望不同资源之间能够实现优势互补;而对于图书资料的聚合来说,注重的则是各资料之间的联系。图书信息资源一部分已经存在于互联网中,而另一部分是纸质资料,尤其在互联网普及率较低的情况下,大部分纸质资料尚未录入电脑。由于先前对图书管理意识的不足或各种条件限制,图书中的各种资料可能分散存放。因此,在图书资源聚合过程中,我们必须注重各种资源之间的联系。资源聚合的目的在于将各种资源整合起来,以便人们方便使用。因此,资源聚合的原则之一是按人物、时间、主题等类别进行分类整合,使得图书资料可以在聚合后被人们迅速查找,从而实现最大化的资源利用率。在资源聚合过程中,元数据不能简单叠加,而需要进行一定的处理,将不同的元数据放置在不同的位置,并找到各元数据之间的联系,使得它们既能独立存在又能相互补充。

再次强调,为了实现高度资源聚合,我们应该集中各种不同的资源。资源的聚合并非简单叠加,而是要展现资源之间的聚合度,这就需要我们寻找不同资源之间的联系。从哲学的角度来看,事物之间存在联系,而各种资源之间也必然存在联系,这是我们能够实现资源聚合的根本原因。资源的聚合程度取决于联系的多少,因此如果我们想要实现高度资源聚合,就要最大程度地发现不同资源之间的联系。然而,探索事物规律和联系性是相当困难的,可能需要大量的实验和比较,才能找到资源之间的联系。在样本容量越大的情况下,实验的进行更有利,也能增加实验结果的准确性,所以我们应增加资源的数量。在信息化时代,资源共享共建成为普遍问题,各种资源的拥有者乐于共建资源库,以实现资源共享。因此,在资源聚合过程中,我们可以充分利用各种已有技术手段,与不同资源拥有者建立联系,获取更多资源,以便在庞大资源库中找到资源之间的关联,使资源能够高度契合。因此,要完成各种不同资源的聚合,必须在资源聚合过程中尽可能多地找到原始资源,资源越丰富,联系性越强,资源的聚合度就会更高。

最后,要将资源有机地组织在一起,而不是机械地组合。资源聚合应该实现"1+1>2"的效果,而非"1+1=2"。如果资源聚合最终只是实现了"1+1=2"或者小于2的效果,那么这样的资源聚合就是无用的。资源聚合的最大目标在于最大限度地利用资源,以实现最优化的资源利用效果。这就要求我们在资源聚合时,根据自身需求或社会发展需求,有机地整合资源,而不是机械地进行组合。简单地将几个资源机械地组合在一起只能实现资源的分类,没有太多实际使用价值,使用者可能仍需要将资源整合起来才能达到自己的目的。因此,在聚合过程中,应注重资源聚合的有机性。

九、资源聚合的措施

通过对国内外现行信息资源聚合实践项目及理论成果的调研,我们分析提炼并总结出了我国实施图书等信息资源聚合工作的具体措施。

(一)需要制定一套战略计划。在数字环境下,图书馆面临着长期获取数字资源的需求,以及各领域大规模数字化建设和协调不足的问题。这可能导致资源无效分配和浪费。因此,我们鼓励由文旅部、国家档案局等主管部门协调合作,引领图书馆、档案馆、博物馆等文化机构之间的合作研究,并制定合作计划。同时,我们还应积极利用图书、档案、文博界的学会、协会的力量,共同制定一套资源聚合的战略计划。

(二)需要实施一批示范性合作项目。数字图书整合项目需要大量资源投入。由于相关框架和方法尚未成熟,应采取试点方式,开展一系列合作项目进行示范,以避免资源浪费。示范项目应反映差异、实际需求和具体要求,并在实践中检验适合中国情况的整合模式。在整合模式方面,国家层面可以借鉴世界数字图书馆的模式,构建基于数字文化遗产保存和共享的"有限"合作模式,收集全国重要的文化藏品,并建立统一的共享平台。省级层面应突出特色,重点整合支持区域经济、文化和社会发展的数字资源,为地方发展提供有效保障。同时,也要注重基层图书馆设施的整合,以满足社区民生的各种文化需求,并充分考虑机构内部的资源共享需求。

(三)制定一套统一的技术标准。技术的标准化是限制数字化内容整合的一个瓶颈。目前的实践表明,不同种类的信息资源之间使用的分类标准和编码技术存在很大的差异,应该制定一个统一的元数据标准。目前还没有获得元数据标准的开放代码,政府或公共组织可以与相关机构接洽,请求允许对相关标准进行本地化,制定符合中国实际的元数据标准。从所介绍的案例中可以学到制定元数据标准的宝贵经验。最初的图书分类原则都没有被用作元数据开发的标准;学科分类方法中的杜威十进制系统、都柏林核心集和图书编目系统被广泛采用。在应用主题分类技术时,考虑到了出处的因素,机构被用来识别文件的出处。一种模式是采用现有的系统,如世界图书馆计划使用的杜威十进制分类系统,并在灵活使用中丰富和发展这一分类系统的适用性;另一种方法是开发新的描述性技术,我国可以结合整合的模式和目的,参考《图书编码与文献国际标准》的宝贵意见,制定具体的元数据标准,进行本土化开发。

(四)建立一个信息服务门户。信息服务门户网站的集成也是资源整合的重要成果,也是实现跨库检索的重要手段。构建专题门户网站的技术相对成熟,但在开发全面整合资源、高度智能的检索手段、便捷无缝的资源获取等功能系统方面还没有特别成熟的案例。随着文化馆舍合作规划的制定,应抓紧研究分析门户网站的功能需求,构建文化资源的一站式服务平台。在大部分的理论研究中充分论述了文化机构之间合作的可行性和必要性,对实践项目特点的分析为中国开展相关实践提供了有效的指导,而欧美等发达国家的成功实践经验也为统一信息门户的建立提供了实践基础。

十、资源聚合的合作模式

通过参考肖希明教授等人的研究成果和笔者对实践项目的分析,可以将文化馆舍之间的合作模式总结为如下几种:政府主导、项目驱动、柔性组织、战略联盟和制度整合,这些模式各有优劣,但以政府主导和项目驱动模式的效果最好,国内在开展文化馆舍之间的合作实践时,可以根据具体的环境和需求选择适当的模式。

(一)政府主导模式

1.政府主导模式的内涵

政府主导模式的核心是政府在国际合作中起到主导作用。具体来说,政府主导模式主要体现在以下两个方面:首先,政府能够为国际合作项目提供战略、政策、资金等支持,从而确保合作项目能够有效进行;其次,政府可以与文旅部、国家图书馆、国家档案馆等文化馆舍主管机构合作,层层推动馆际合作。政府将图书馆、档案馆等公共文化机构整合起来,面临着促进数字文化资源共享和实现文化遗产数字化、有效保护的两大重要任务。政府在推进文化机构和资源整合方面扮演着领导和支持的重要角色。通过制定战略计划、提供政策和资金支持,政府能够有效推动馆际合作的发展。政府作为社会机构中最具公信力的实体,也是推动文化机构间合作最直接、最有效的力量。

2.典型案例分析

(1)北京市政府与共享单车公司合作

北京市政府与共享单车公司展开合作,共同解决城市交通拥堵和环境污染问题。政府提供政策支持,优化共享单车停放点的规划和管理,共享单车公司负责投放和维护单车,同时承担社会责任,推动绿色出行。这种合作模式有效引导了市民绿色出行意识的增强,同时改善了城市交通状况。

(2)广东省政府与高校联合创新基地建设

广东省政府与多所高校合作建设联合创新基地,促进产学研深度融合。政府提供政策支持和资金投入,高校提供先进科研设施和优秀团队,共同开展产学研合作。这种合作模式不仅推动了科技成果转化和经济发展,还培养了大量科技人才,提升了广东省在创新领域的国际竞争力。

政府主导资源聚合的合作模式需要注重可持续性发展。在未来,随着技术和社会的不断变化,这种合作模式可能面临一些挑战,包括制度层面的障碍、合作方利益平衡等问题。因此,政府和合作方需要共同努力,不断完善合作机制,增强各方的信任和协作意识,以确保合作模式的持续有效运行。未来趋势可能包括更多领域的政府主导资源聚合合作模式的出现,同时也需要重视不同领域之间的协调与整合,实现资源的最大化利用。推广应用方面,政府可以提供更多激励措施,吸引更多合作伙伴参与,同时也需要建立更加完善的评估机制,及时调整和优化合作模式,以适应不断变化的环境和需求。

3.政府主导模式的结构及特征

政府及其下属机构自然是政府主导模式的核心,而行政授权是提供资源和开展政府所需工作的最直接和有效的手段。政府主导模式的优点主要在于,在政府的干预下合作开展的阻力很小,而且会有充足的资金支持。然而,政府主导的模式的缺点也很明显。首先,政府主导下的合作缺乏外部竞争的压力,一旦监管措施不到位,合作开展的效率极有可能会下滑,从而造成公共资金的浪费;其次,政府主导下通常会使项目铺开较大的规模,从而造成项目运行的风险增加;

而且,以政府决策为导向,单纯的依靠行政指令,容易出现"政府政绩工程",在资源使用上忽视了用户的需求。

(二)项目驱动模式

1.项目驱动模式的定义

项目驱动模式是指以一个特定的数字文化资源整合项目为起点,由某个文化机构牵头负责,其他相关领域的文化机构参与合作的一种模式。在该模式下,政府机构、图书馆或专业协会等都可以成为合作的发起者,没有特定的限制;同时,基于项目的合作模式具有明确的合作目标,与项目目标保持一致。相关组织之间有明确的分工,发起人负责项目实施和成员组织协调,其他组织承担各自范围内的工作,协助合作展开。此外,这种目标明确的合作模式通常操作周期较短,风险评估和控制也更容易,预期目标在高效工作下可以在较短时间内实现。

2.项目驱动模式的结构和特征

相较于政府主导模式,以项目为导向的合作模式通常聚焦于区域范围内的合作。虽然项目发起人是整个合作的关键和核心,但并非合作的领导机构,也没有对合作伙伴的约束能力,成员之间的合作关系较为松散,并不受法律的约束。合作的主要方式是促进资源互补,在具体的合作协议下建立和分享资源。当项目目标实现后,合作关系可以自动结束。

十一、资源聚合的意义

图书信息资源聚合的意义在于通过现代化的网络信息技术、方法和机构设施,统一存储并利用多源异构的信息资源,以满足用户对知识的组织、获取和参考的需求。这是通过整合各种资源来实现的,使人们能够在一个或多个平台上获取到与其需求相关的任何知识,而不仅仅把资源作为个体存在。

要实现图书馆的信息资源聚合,首先需要确定适合的聚合模式,并构建起资源聚合的整体框架。这样可以使图书馆中的不同信息资源高度聚合,这是实现图书资源聚合的关键环节。因此,研究图书图书资源聚合的内涵变得十分必要。近年来,随着信息电子科学技术进入现代化、进入移动时代互联网以及信息处理技术的飞速发展,数字信息技术也取得了迅猛进步。图书资源之间的联系性日益增强,与此同时,对数字信息标准与规范的研究也在不断深入,对数字资源聚合的技术也有了突破。所有这些都为图书资源的聚合提供了技术支持,为资源的完美契合提供了条件保障。

首先,如果不能对图书馆中的图书资源进行聚合并在共享平台上进行检索,就会导致各地图书馆重复建设和盲目建设。其次,各图书馆藏书众多,如果不进行合理整合,整个图书馆的图书将分散而无序,这将导致图书检索效率降低,并且可能无法检索到用户所需的资源。最后,若没有对图书之间进行聚合,就无法找到图书之间的关联度,难以体现学科知识的内在联系。因此,聚合各图书馆间的图书资源既能实现资源的共享,减少资源的重复建设,还能够在资源聚合后对图书资源进行分类,有利于提高图书检索效率。同时,在图书资源聚合过程中,由于元数据描述展现了资源之间的联系,图书资源的聚合也增强了图书之间的关联性。这使得用户在检索任何主题时,能够同时获取相关信息,有助于提高检索效率和图书检索服务水平。

第四章　医院图书馆服务提升策略

一、提高图书馆员的专业素养

加强图书馆员专业素养的重要性是无可置疑的。图书管理属于管理学领域,运用科学管理方法对图书馆进行有效管理是提高工作效率的关键。要实现这一目标,需要具备现代化技术和先进管理学理论与方法的图书馆工作人员,他们的综合素质直接影响着工作质量和水平。只有拥有高素质的工作人员,才能够支撑高质量的图书馆服务,推动图书馆事业的发展。

然而,当前存在一些问题阻碍了图书馆员专业素养的提升。例如:一些图书馆员对自己的岗位缺乏认同感,工作态度不端正,甚至出现浑水摸鱼的情况。这种现象严重拖慢了工作进展,削弱了图书馆员的工作积极性。他们只有在领导分配任务时才会去做,没任务时就消磨时间,缺乏主动处理积压任务的态度。这种情况显著影响了用户对图书信息资源的利用效率。在当前高度重视图书资源开发和利用的背景下,图书馆员必须更新对自身工作和职业的认知,树立职业自信和认同感,消除旧有工作方式中的消极情绪,转变被动工作态度,以积极、主动、开拓、创新的精神投入工作。这也是图书馆应该着力培养的方面。

针对当前大部分图书馆工作人员中存在的普遍问题,需要采取妥善的措施提高他们的工作能力和专业素养,从而实现高素质图书馆员队伍的建设,主要可以有如下几种途径。

(一)知识产权素养

知识产权素养是从事与知识产权相关工作的个体所必需的知识、技能和行为。在图书馆常规服务中，文献传递是弥补馆藏资源的重要方式，但也最容易产生知识产权纠纷。尤其是数字化文献传输成为文献传递的主流方式后，服务开展过程中很可能会涉及到著作权问题，例如网络传播权和复制权等知识产权方面的问题，因此需要妥善处理，以避免侵权问题的发生。

我国知识产权法律体系中，《著作权法》和《信息网络传播权保护条例》是提供著作权保护的主要法律，这两部法律比较明确地保护了著作权人的权益，但并未提出简洁、明确且合理的使用豁免规则。比如，《信息网络传播权保护条例》第六条第三款规定了"为学校课堂教学或者科学研究，向少数教学、科研人员提供少量已经发表的作品"属于合理使用的范畴，无需著作权人许可，也不需要支付报酬，但是"少数"和"少量"在解释阶段很难进行量化的判定，导致标准不够明确。同时，数字化环境的出现也给《著作权法》中的合理使用制度带来了严重的冲击。

因此，为了规避侵权风险，中国图书馆学会于2005年发布了《中国图书馆学会关于网络环境下著作权问题的声明》，旨在将出于保存目的或为用户学习、研究需要而进行的复制、馆际互借纳入合理使用的范畴。此外，中国高校人文社会科学文献中心制订了《文献传递服务规范》，明确规定了文献传递过程中的限制，例如同一用户请求同一期期刊上的文献不得超过4篇，提供文献传递的章节不得超过全书的三分之一，每篇文献保留15天且下载次数不得超过20次。这些规定有助于规避侵权风险。

可以看出，目前图书馆界主要通过对服务对象、文献使用目的、文献复制量等方面的限制，在著作权法规定的合理使用范围内开展文献传递服务。然而，在这一过程中，普遍缺乏提升馆员知识产权素养的培训，这对于图书馆工作的长期开展是不利的。因此，需要采取多种措施来提升图书馆员的知识产权素养。

1. 制定文献传递服务知识产权限制细则，加强馆员的专业知识和能力

最新调查显示，国内仅有少数图书馆和相关机构如清华大学图书馆和郑州大学图书馆明确规定了文献传递的"量"，并提醒用户仅可将所传递的文献用于学术或研究目的，并需严格遵守中华人民共和国著作权法及其他相关法律法规。然而，其他图书馆尤其是医院图书馆未规定文献传递的限额，也未提醒用户注意

知识产权问题以及所传递文献的仅限于科研学习之用。因此,医院图书馆应站在现实中易产生知识产权纠纷的文献传递现象上,制定本机构文献传递服务知识产权限制细则,明确文献传递的数量,并制定知识产权声明,列出可能的侵权行为,提醒用户注意规避侵权风险。同时,对经常出现的知识产权问题进行归纳总结,通过工作会议或专题培训向馆员提供相关知识产权业务知识和问题规避能力的培训,尽量避免因馆员不规范操作而引发知识产权纠纷。

2.发布全方位的警告,提升馆员和用户的版权意识

医院图书馆应事先拟定知识产权预警信息,并通过多种途径向用户和馆员发送提示。提醒他们注意知识产权问题,并警示可能涉及侵权行为。全方位的途径和提示方式可以包括:在文献传递工作台、复印机等可能存在侵权风险的设施旁张贴醒目的版权警告;要求用户在文献传递申请表上手写知识产权警示声明;在提供给用户使用的文献上添加知识产权警示信息等。这样的措施不仅可以减少用户在利用被传递文献时的侵权行为,从而合理规避知识产权风险,还有助于提升馆员和用户的知识产权意识。

3.成立专职岗位,加强馆员知识产权能力培训

目前,在我国大部分图书馆中,并没有专职的馆员岗位来处理知识产权问题。尤其是在规模较小的医院图书馆中,更是稀缺。当馆员在开展文献传递工作时遇到知识产权问题时,几乎无法得到及时的帮助和解决。与此不同的是,图书馆通常设有专职的版权馆员岗位已经有15年左右的历史。这些版权馆员通常具备一定的法律专业背景,有些甚至本身就是律师。他们除了向用户提供版权信息和服务,并开展培训之外,还负责在图书馆内部进行知识产权和相关法律培训,提高馆内馆员的知识产权和法律意识,以预防和避免文献传递过程中的版权纠纷。因此,我国的图书馆应该效仿有些图书馆的做法,设立专职馆员岗位来处理知识产权问题。对于那些无法设立专职馆员岗位的小型专业图书馆,如医院图书馆,可以重点考虑聘请外界专家对馆员进行知识产权素养和能力的培训,也可以通过讲座、座谈等形式交流解决文献传递过程中遇到的知识产权问题。

4．建立知识产权信息服务网页，提升文献传递馆员解决相关问题的能力

图书馆应该以我国的《著作权法》等知识产权保护法律法规为基础，参照法律体系中的基础知识（如著作权人、作品、著作权归属、著作权保护期限等），合理利用，侵权行为类别等模块，编制知识产权信息服务工具。该工具将以图书馆官网为平台，以网页的形式提供给用户和馆员使用，为馆员解决文献传递服务中遭遇的知识产权问题提供咨询工具。具体来说，可以通过常见问题的方式告知用户如何使用受版权保护的材料；详细列举需要获得版权许可的情况和方式，以及合理使用的范围和实例；告知用户可以使用和共享开放文献（OA）而不受版权和协议限制；此外，在网页上还要将用户日常遇到的问题编制成列表，方便用户自行查找。网页形式的版权信息服务工具应该同时具备查询和教育的功能，既能为图书馆用户提供服务，同时也能辅助图书馆员的工作开展。

（二）教学素养

教学素养是大型医院特别是医学院校附属医院所必备的重要素质。这些医院不仅需要承担较重的教学任务，培养研究生，有些还会直接负责本科生的教学工作。因此，医院图书馆成为主要的知识资源提供者，服务对象主要包括在院学习的学生、助培人员和进修人员以及本院职工。与大学图书馆一样，医院图书馆员也需要在知识管理与服务中承担起"教师馆员"的新角色，包括教学咨询、教学伙伴、信息专家和课程咨询等多种职责。因此，医院图书馆员应当具备相应的"教学素养"。

教师馆员的工作职责融合了咨询馆员、参考馆员和学科馆员等多个岗位的要求，是一个对综合素质要求很高的岗位。在教师馆员岗位上，除了需要具备图书馆员专业资格外，还要求具备双重或多重专业教育背景、教师资格以及多种专业技术资格证书（如科技查新资格证等）。这样的要求旨在使他们能够胜任信息素质教育教学、图书馆资源建设和管理、课程设计以及教学科研服务等多项任务。

教师馆员的角色定位多样性与其工作岗位的性质密切相关。在图书馆的服务中，教师馆员扮演着多种角色，因此需要具备相应的专业素养，统称为教学素养。这些素养涵盖了对教学、咨询、伙伴关系、信息管理和课程咨询等各方面的

专业知识和技能。

总之,教学素养对于医院图书馆员来说至关重要。只有具备了业务沉淀和综合素质的医院图书馆员才能更好地履行教学任务,并为用户提供高质量的资源服务。

1.教师、课程设计者与教学伙伴

教师、课程设计者与教学伙伴是图书馆中最常见且最重要的角色。作为教师,我们馆员应该把课堂作为主要基地,以学生为中心进行信息素养教育教学活动,传授学生信息技能,引导他们通过技术和知识的组织,探索各种医学信息资源,并从中提取满足他们学习、研究和实践需求的知识。作为课程设计者,我们馆员的角色应该是课程教学的辅助者,与专业课教师共同开展教学活动,嵌入专业课程计划进行辅助设计,将信息素养教学的触角延伸到学科教学中。利用信息能力整合信息资源,在学科课程中建立起图书馆知识服务框架,主要根据教学大纲和计划的要求,针对性地调整知识服务内容,并提出支持和改善教学、学习过程的关键点,协助临床教师制定课堂教学计划、设计在线教程和其他教育实践,使得教学方案有序、系统、特色鲜明,提升教师的教学能力,增加学生对课程的参与度和学习热情。作为教学伙伴,我们馆员应该与医院的临床教师和其他岗位的人员形成紧密合作关系。既要帮助临床教师掌握更多的信息素养知识,共同研讨在教学中利用多种学习平台和教学方法的方案;又要确保图书馆的信息资源利用和服务融入学生的课程教学和课外体验中,扩大图书馆的服务范围。作为教师馆员,需要具备教学意识、融合意识和实践意识等素养,在教学实践活动中采取支持性、平行性、辅助性和团队性的方式参与其中。除了独立的信息检索课程,我们馆员还可以参与到任何学科领域的教学实践活动中,实现图书馆馆藏服务与专业特色的结合,形成相互补充的"专业知识+拓展知识"教学模式。

2.学术研究参与者

学术研究参与者是指图书馆员通过参与或主持学术研究来提升自身的学术能力,并在科研平台上满足师生的个性化科研需求,包括科研数据集和学术前沿等。作为学术研究参与者,教师馆员的主要任务是完成教学科研对接服务。图书馆面临独特的教学任务,需要与教学人员、科研人员和学生建立多样化、广泛化的互动联系,以更直观地了解图书馆馆藏。与用户的联系也能帮助馆员结合医院各学科建设现状和图书馆资源,制定学术研究搜索策略,确定相关的学术信息源,并追踪学术研究相关的文献。同时,还可以创建支持各学科教学和科研工作开展的支持材料,向学生提供综合性、一般性的研究理论和技术指导,帮助他们掌握医学领域通用的研究理论、方法和技术。根据医院及医学院校的课程规划,可以与信息科技部门和数据库服务商合作,为学生和临床教师们提供便捷的利用院外网络进行学习和科研的方式。此外,还要开展教学和研究的跟踪服务,及时了解并向师生推送学科前沿和相关技术革新,支撑教学内容的调整。为满足科研人员的信息需求,还要提供个性化的科学信息服务,根据科学研究的不同阶段和科研人员的不同需求提供相应的支持。

作为学术研究参与者,图书馆员还协助临床教师完成学生的论文辅导,这也是重要的工作之一。根据学生所属的专业领域、医院的特点、导师的研究专长和学生自身的研究兴趣,帮助学生做好科研规划,确定论文研究方向,规范论文撰写规则,明确论文格式要求,从而提高学生的科研效率。在这方面,主要需要围绕学科发展脉络,综合研判学生的科研能力、兴趣爱好和发展优势等素质,并提供有价值的信息资源,尤其是从具体问题出发提供知识。同时,还要帮助学生制定详细的论文撰写规划,分阶段地辅助他们获取需要的材料或者提供相应的获取途径和方法,使学生掌握独立撰写论文的能力和技巧。此外,还应辅导学生熟练使用论文写作的辅助工具,如制图软件,以及各种参考文献、科研数据平台和数据库。这也要求图书馆员具备较高的科研素养和能力。

3. 学科建设协调者

作为学科建设协调者,图书馆员应当合理运用各类专业数据库和网站资源,积极收集并传递与医院各个学科相关的知识,以支持学科教育和研究的需求。图书馆员在担任学科建设协调者的角色时,不仅需要与专业教师和图书馆部门建立合作关系,向学生传授在学科背景下提升科研技能的方法,还需要与临床教师紧密合作,提供改善研究的方法和手段。通过这种形式的合作,图书馆员可以为学术活动提供支持,满足用户在学科活动中的信息需求,并帮助用户提高信息获取和利用的能力。这将为医院各个学科的发展提供强有力的信息资源支持。

4.信息资源建设者

作为信息资源建设者,图书馆员应该充分利用了解课程教学和科研需求的优势,组织满足需求的信息资源,并建立支持师生研究、教学和专业认证的信息平台,提供知识结构协同的服务。

在建设信息平台时,图书馆员可以借助图书馆现有的实体空间和硬件设施,建立线下线上兼顾的平台,开展职业教育和嵌入式学科服务。根据用户需求、学科分类需求和社会岗位需求进行信息的收集、分析和重组,并将其直接嵌入用户解决问题的过程中,实现人、资源、环境和服务的集成,提供参考咨询、信息技术及协同学习、实训等多种内容的一站式服务。

在提供知识结构协同的服务时,图书馆员应该与读者进行充分的交流沟通,以发掘读者的专业需求。然后从中筛选出图书馆的文献资源,以推荐书目、编写文摘、综述和评述的形式,向用户提供关于专业期刊、学科网站和与学科研究、社会岗位需求相关的最新文献信息。此外,图书馆员还应通过整合和深度加工信息资源,开发多种形式的文献资源,并将其建设成特色数据库或学科资源导航信息,形成全面、专业且针对性强的信息体系。这将为用户提供详实有效的信息支持。

(三)数据素养

在科技变革的背景下,新技术如物联网、大数据和数字人文等不断涌现。作为新技术实施的重要对象,数据成为了这个时代重要的资源。科学数据作为一种特殊类型的数据,具有广泛的适用性和影响力,能够对多个行业产生巨大影响。随着图书馆对数据资源的重视程度不断加深,电子科学、开放存取运动和开放科学等领域都取得了长足的发展,科学数据服务成为图书馆在信息化时代推动科技发展和社会进步的重要服务项目。因此,图书馆员需要成为"数据馆员",承担起科学数据采集、整理、管理、存储和分析等职能。

随着数据时代的来临,数据馆员的岗位设置和要求也发生了演变。最初,数据馆员是由学科馆员和参考咨询馆员转岗而来,主要具备数据采集和管理方面的必要知识和技能。然而,在进入数据时代之后,人们越来越重视数据所蕴含的价值,各行业对数据的需求也越来越强烈,这促使图书馆提供更加丰富的数据管理服务内容,从而对数据馆员的素质提出了更高的要求。如今的数据馆员需要负责数据素养培训、数据咨询以及深层次的数据管理服务,包括制定数据管理计划、数据采集与发现、数据创建与存储、数据共享与重用、数据伦理与版权、数据安全与监护等。

数据馆员这一职业与传统岗位的馆员存在明显区别,对所需能力有更高的要求。他们可能是由原来的学科馆员、咨询馆员或IT技术部门的工作人员通过接受科学数据培训而转岗而来,也可以通过向社会公开招聘引入所需人才来承担数据管理职责。数据素养是数据馆员职业发展的核心,只有明确了数据馆员所需具备的素质,才能够提供有效的数据馆员培训工作并开展优质的数据管理服务工作。

首先,数据素养认识:数据馆员应该具备的数据素养认识主要包括对数据的敏感性、决策能力和批判性思维。

其次,数据专业知识和技能:这是图书管理员在进行数据管理服务时必需的知识和技能。可以通过实践操作、业务交流,以及接受相关培训来获得。数据馆员的职责通常具有跨学科和多元化的特点,因此对其专业知识和技能的要求应该从数据服务的整个生命周期出发。

1.数据发现能力:根据用户的委托和需求,制定有效的检索策略;为用户提供相关专业领域的数据发现平台、工具和数据库的使用方法和技巧;定期更新馆藏数据资源信息;接受用户的委托进行数据查询并生成报告。

2.数据创建和采集能力:协助科研人员(团队)根据政策要求和实际需求制定数据采集策略,并向用户提供数据获取工具和技术方法的指导。

3.数据处理能力:参与科研数据整理过程,辅助进行科研数据的筛选、清洗和格式转换。

4.数据分析能力:向科研人员推荐和提供数据挖掘、分析工具和平台,并提供相应工具的使用技巧培训课程;根据科研人员或团队的委托,参与或负责科研数据分析工作。

5.数据可视化能力:根据科研项目的专业特点,选择合适的数据可视化工具向科研人员推荐;接受委托,参与或负责数据可视化工作。

6.数据长期保存能力:建立集中的数据存储基础设施,为科研人员提供科研数据的长期保存、运营和维护服务;为科研数据创建统一的元数据标准,并根据科研数据进行标引。

7.数据发布和开放共享能力:在科研数据发布之前进行基本的质量控制(包括内容、应用场景和可访问性等);为科研人员提供知识产权相关内容的培训,确保数据发布和开放共享的合法性;作为联系人参与利益相关方对数据权益的协商和政策制定工作。

8.数据使用和重复利用能力:基于现有馆藏资源,编制分类导航系统;定期主动推送学科和专题数据库的更新情况;就数据中使用的知识产权和权益管理事宜提供咨询支持。

以上是对数据馆员所需的数据素养意识和专业知识技能的描述。数据馆员的角色不仅涉及广泛的领域,同时还需要具备高效的沟通能力、团队合作精神和持续学习的意愿,以应对不断变化的数据管理需求。

(四)新媒体素养

1.中国网民规模及新媒体应用现状

随着中国互联网行业的持续发展,互联网普及率不断提高,中国网民的规模也日益扩大。中国互联网络中心的数据显示,截至2022年6月,我国网民规模为10.51亿人,互联网普及率达74.4%,尽管近年中国网民数量的增速开始放缓,但互联网普及率仍未实现全覆盖,且存在较大的增长空间,在5G技术逐渐成熟、互联网行业持续稳健发展的背景下,互联网普及率将进一步提高,中国网民数量也将随之增长。截至2022年6月的10.51亿网民中,农村网民规模为2.93亿,占比27.9%;城镇网民规模为7.58亿,占比72.1%。就城乡地区互联网普及率而言,截至2022年6月,我国城镇地区互联网普及率为82.9%,农村地区互联网普及率为58.8%,农村地区互联网普及率还有较大的增长空间。从性别结构来看,2022年

6月，我国网民男女比例与人口性别比例基本一致，为51.7∶48.3。从年龄结构来看，2022年6月，20～29岁、30～39岁、40～49岁三个年龄段的网民占比高于其他年龄段群体，分别为17.2%、20.3%和19.1%，即20～49岁的网民占网民总数的56.6%，是我国网络用户的主流群体[22]。

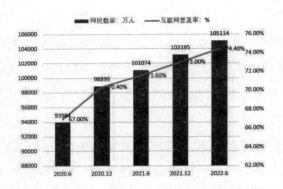

图4-1 2020-2022年中国网民规模及互联网普及率统计图[60]

在网络接入方式上，随着移动互联网市场规模的进一步扩张，中国手机用户规模不断攀升，智能手机凭借其便捷、易携带、强功能的特点，成为我国网民接入网络的主流方式。数据显示，截至2022年6月，我国手机网民规模已经达到10.47亿，半年间新增手机网民1785万人，手机网民占比达到99.6%。

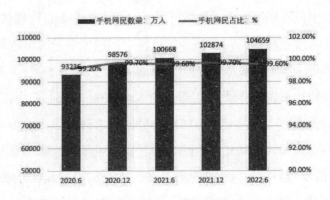

图4-2 2020-2022年中国手机网民规模及占比统计图[23]

从用户网络使用行为分析,我国网民中手机网民占比更高的主要原因之一在于当前主流的社交媒体基本都是依托手机平台设计的,只有在手机上才能体验这些媒体工具的完整服务。微博发布的《2022主流社交媒体平台趋势洞察报告》中,对当前各个主流社交媒体的流量规模、用户生态、内容生态、用户画像、内容特点和生产模式进行了全面的对比分析。

《报告》从性别、年龄、地域等角度分析了社交媒体的用户分布情况。就性别而言,综合考虑到我国人口性别比例接近男女53:47;因此,除了微博和小红书用户群体偏女性化,B站用户群体偏男性化外,其他社交媒体的性别比例都比较均衡。

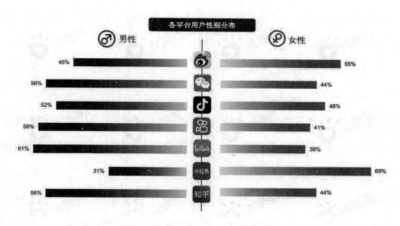

图4-3 2022年主流社交媒体用户性别分布

《报告》对用户年龄和地域的分析体现了目标群体在特殊研究范畴(如地理区域、人口数据行业、媒体受众、商品顾客)内的强大或劣势的指数,其计算方法为[目标群体中具备某一特点的人群所占比例/整体中具备同样特点的人群所占比例]*规范数100。TGI以100作为平均水平,指数值大于100时,越大则表示该类用户的倾向和喜好越强;小于100,则表明此类客户有关倾向较差[24]。

根据《报告》的分析内容,可以发现当前网络用户的主力群体,基本上已经被这些社交媒体抢占,而且这些社交媒体的用户数量还在持续的增长状态,尤其以抖音的增长速度最快。图书馆作为接纳和利用信息技术较快的领域之一,正在不断探索新媒体环境下的生存方式,不断拓展服务边界、延伸服务广度,但是大数据时代,催生了一大批内容创作者,为社交媒体提供了丰富的媒体资源和多样的媒体内容,为图书馆以信息内容开拓新型社交媒体潜在市场、扩大用户群的计划造成了巨大的冲击。而这主要是图书馆新媒体运营能力偏弱、创作内容对用户的吸引力不足造成的。新媒体平台呈现出多元化的特点、受众、运营规则和信息密度,要求图书馆员掌握丰富的图文混排、信息图、动画、视频等多元的媒体风格。随着医疗事业的蓬勃发展,医院规模逐步扩大,医护人员数量不断增加,医护年龄结构逐渐年轻化;而年轻的医护人员普遍倾向于利用移动端和新媒体获取信息,因此,医院图书馆有必要提高馆员的新媒体服务能力,在新媒体平台应用新媒体运营知识,以文献资源推荐、信息素养教育、信息资源服务为主旨创作新媒体内容,以更贴近读者需求的信息服务留住读者。

2.提升医院图书馆员新媒体素养的必要性

(1)应对信息环境变化的需求

随着新媒体平台的崛起和成为主流,受众接收信息和参与信息传播的方式发生了翻天覆地的变化。网络速度的提升和硬件设备的不断优化,使用户在降低上网成本的同时,也享受到更良好的上网体验,激发了其在网络活动中更加主动的参与;信息传播理念的转变以及信息创作工具和技术的进步,降低了知识创作、分享和传播的门槛,促使新媒体平台逐渐融入信息的创作、流通和利用过程中。因此,医院图书馆应致力于提升图书馆员的新媒体素养,以迅速融入新型信息传播方式和模式,不断适应不断变化的信息环境,更好地满足读者的需求。

(2)医院图书馆事业发展的需要

新媒体平台提供了高度的创作自由。在这种自由的模式下,大量隐含在图书等出版物中的知识被人们挖掘、加工、创作并传播。用户可以直接通过新媒体平台与内容创作者交流、获取所需的信息和知识,不再需要借助图书馆和馆员作为媒介。图书馆作为知识来源的优势和地位逐渐减弱,馆内读者数量急剧减少,传统业务受到了前所未有的冲击,甚至面临被取代、受到质疑和生存空间急速萎缩的困境。因此,馆员有必要提高新媒体素养,主动承担起利用新媒体平台重塑图书馆服务体系的责任,充分发挥图书馆的资源储备优势,在知识的提炼、加工和创作基础上,为读者提供丰富、有价值、营养且易于获得和传播的内容,推动图书馆事业的发展。

（3）馆员自身发展的需求

随着大数据时代的到来和信息技术的快速发展,医院图书馆的业务正面临巨大的变革。这也促使图书馆员的角色和职能得到了革新。然而,在庞大的信息流中,充斥着大量未经证实的真假信息,这给信息鉴别能力较差的读者带来了困扰,导致了信息过载。这不仅会占用大量读者本应用于学习的时间,还会降低他们的效率。另一方面,虽然图书馆员掌握了大量真实的信息,并具备获取、甄别和利用知识和经验的能力,但却缺乏有效显化这些信息的措施,导致缺少读者的关注。这进一步加剧了信息素养教育链条的失衡问题。

新媒体平台的出现为馆员提供了一种高效的显化方式,将图书馆的服务方式从传统的单向知识传播转变为传播与互动相结合。因此,加强图书馆员的新媒体素养建设,使其能够迅速适应新的媒体形态,成为优秀的新媒体内容创作者,实现馆员的能力与时代的同步发展,显得尤为重要。

（4）顺应读者阅读习惯变化的需求

新媒体平台的推广应用改变了信息的生产、组织和传播方式和机制,也对读者的阅读方式带来了变革。数字阅读、碎片化阅读、浏览式阅读、移动阅读等新形态的阅读特征已经越来越明显。在这样的背景下,图书馆馆员需要适应读者阅读习惯的改变,并提升自身的新媒体素养,特别是在新媒体创作和运营能力方面。这样一来,馆员就能够满足读者的即时阅读、针对性学习、碎片化阅读等需求,同时也鼓励和支持读者以原创内容、互动留言等形式与馆员进行交流,满足读者自我实现的心理需求。因此,在新媒体时代,馆员不仅要适应变革,还要积极主动地进行自我提升和发展,以满足读者的多元化需求和新型阅读习惯的变化。

2.新媒体素养的能力要求

图书馆员能力是图书馆员在实践活动中展现出来的个体综合素质。近年来,随着图书馆服务体系的不断完善,医院图书馆的业务范围不断扩展,图书馆员的角色变得越来越复杂,通常需要承担多种职责。尤其是在新媒体平台逐渐成为主流媒体的今天,图书馆员需要具备新媒体能力,熟悉新媒体平台提供的多元服务渠道、丰富的表现形式和专业的创作内容。因此,图书馆员的新媒体素养应该包括知识服务能力、新媒体服务能力和利用新媒体技术的能力。

（1）知识服务能力

知识服务能力是图书馆员服务能力的根本,是基于图书馆的文献资源和自身的知识结构、逻辑思维、工作经验为读者开展知识检索、获取、组织、挖掘、应用和创新等服务的能力。要求图书馆员具备扎实的相关专业知识,并熟练掌握各项业务和服务、工作流程、工作内容、文献资源。新媒体服务是基于图书馆原有服务内容的拓展服务方式,知识服务能力仍然是图书馆开展服务的根基。

（2）新媒体服务能力

①新媒体运营管理能力

新媒体的运营管理能力包含了计划、实施、推广、分析和总结等全流程管理。首先需要制定全面考虑的工作计划。在明确策划主题后,必须准确捕捉可能引起大众共鸣或兴趣的热点。同时,要充分考虑推广目标、目标读者和人员配合等因素。其次,实施计划并进行推广时,要特别注意协调分工、资源获取、素材搭配、文字排版、设计制作和推送时间等方面的安排。最后,需要进行分析和总结,重点分析读者的互动情况、参与程度、目标达成度和资源推广效果等。医院图书馆在新媒体运营中不仅需要考虑内容与医院医护人员的工作、学习、科研节奏的契合度,还要分析不同类别员工的工作、生活规律,以选择合适的推送时间。同时,应注意对创作内容进行储备,以应对突发事件对发布频率的影响,维持稳定的读者群体,培养读者获取信息的习惯,甚至引发读者的心理预期和期待。

②媒体文案表达能力

媒体文案表达能力是展示创作内容价值、传递信息内涵的最直接工具,因此精准的媒体文案表达能力是图书馆员新媒体素养的关键部分。作为知识传播渠道,医院图书馆新媒体内容的创作应主要聚焦于学习、科研和资源相关知识的传递。在确保高度专业性的同时,应注重使用更易被读者接受、更能吸引读者注意的表达方式。因此,关注并抓住"标题的吸引力等同于内容的吸引力"这一特点非常重要,但同时也要避免成为"标题党"。

③网络感知能力

网络感知能力是新媒体素养的基础,主要包括对社会热点的感知和同行内容的感知两个方面。通过感知社会和媒体的热点事件,并将这些热点事件与图书馆的文献资源结合起来,可以借助热点事件的流量优势扩大服务内容的影响范围。新媒体平台的出现为图书馆员感知热点提供了便利。同样重要的是对同行内容的感知,即关注其他图书馆或相关行业的媒体动态,获取他们的新媒体形式信息资源。可以转发授权内容例如数据库商、社会媒体创作的图书推荐、资源介绍和知识分享等内容,这样不仅能丰富自身的内容,也相互提升双方平台的影响力。

(3)面向新媒体工作的技术能力

①创意表达力

新媒体工作不再只是传递知识,而是将知识、技术和艺术有机结合。视觉效果的冲击力是新媒体的独特之处,因此从事这方面工作的人需要具备艺术、审美以及创意表达的基本理念。这包括了视觉传达原理、心理学美学、设计原则、色彩和字体的搭配、排版美学等方面的知识,并要能够通过设计软件和方法将这些理念融入实际工作中。追求美和精神享受是人类的天性,所以从事这项工作的人需要加强对艺术和美术的修养,熟练掌握将数据、文字和信息进行视觉呈现的技巧,确保内容具备较高的艺术水准,以满足读者的价值观和审美趣味,提高创作内容的竞争力。

②数据分析和挖掘能力

医院图书馆拥有大量的藏书数据、读者基本信息和读者行为数据等。这些数据展示出潜在的联系,能够反映读者的兴趣和需求倾向。无论是为了展示数据,改善图书馆的服务水平,还是辅助图书馆做出与读者相关的决策,图书馆员都需要具备数据分析、挖掘和可视化的能力。而要掌握这些能力,首先需要培养数据思维,并熟练掌握各种数据分析工具和编程语言,特别是针对大数据的可扩展分析工具和编程语言。

③多媒体处理能力的重要性

面对海量信息的冲击,读者的阅读心理倾向于直观易懂的内容,更容易对生动的图像和音视频信息产生正向的偏好。相比于文字,图片和视频在表达逻辑关系、动态结构和过程变化方面都具有优势,能够增强创作内容的视觉冲击。因此,在进行新媒体内容创作时,馆员需要具备一定的多媒体处理能力或熟练地运用相关的软件工具。

④网络资源的应用能力在创作中的作用

新媒体平台的发展催生了与多媒体资源创作相关的产业发展。如今的网络环境中存在着众多开源或付费的软件工具,为馆员从事多媒体创作提供了便利条件。这些工具通常具备高度可用性和简单的操作步骤,使馆员能够快速上手。此外,网络环境中还拥有丰富的素材资源,设计师常用的社交圈和资源库中可以轻松找到与创作主题相匹配的素材。

(五)数字人文素养

数字人文是一种新型的跨学科研究领域,利用计算机技术、网络技术、大数据技术以及物联网技术等工具开展人文研究。它将数字工具与人文学科相结合,运用计算机技术处理和分析传统的人文研究资料,实现了人文学科方法与计算工具的有机融合,成为人文计算的延伸。

最早应用人文计算技术的领域是文学和语言学,随着人文社科学科的发展和相关领域知识的深入,人文计算技术逐渐扩展至历史、音乐、艺术等多个学科领域,并逐渐转变为数字人文。数字人文的出现重构了人文研究范式,提供了解决长期存在问题的新方法。数字人文的发展使其适用范围不断扩大,各领域的研究也越来越多。无论是对名人日记等史料文献的数字人文研究,还是对档案资源或古汉语的数字人文研究,都成为各学科领域的重点研究方向。这些研究活动的开展,丰富了人文研究对象,拓宽了研究视野,创新了研究方法。数字人文的出现使人文社科领域的研究范式从以资源占有为主转变为以灵感驱动的数据密集型。

数字人文对人文社科领域的影响自然也会辐射到图书馆领域,为各级各类图书馆的发展带来了新的机遇。图书馆应该抓住这个新的风口,更新服务理念,开展创新服务,突破桎梏,提高服务能力和水平。然而,图书馆的数字人文服务仍处于探索阶段,需要具备良好的软硬件设施、完善的资源、畅通的资源获取渠道以及专业的人才队伍。作为数字人文服务的主体,图书馆员的能力素质直接影响数字人文服务的效果和效能,因此他们应该具备较高的数字人文素养,包括项目管理服务能力、与数字技术相关的数据处理与分析能力、教育教学能力、人际交往与协同创新能力以及自主学习能力等。

数字人文素养的培养需要各方面的支持和努力,只有这样,我们才能更好地利用数字技术推动人文研究的发展,为人文社科领域的学术进步和社会发展做出更大的贡献。

1.项目管理能力

数字人文的研究和服务都采用了"项目制"作为主要模式,因此要求图书馆员必须具备较强的项目管理能力。在项目实施之前,他们需要制定详尽的计划并预测成本。在项目实施过程中,他们需要组织人员并确保设备和技术的完善。在项目实施后期,他们需要进行项目评估、成果展示,并提供相关的知识产权服务。评价一个图书馆员的项目管理能力时不仅要考察他们是否能全面跟踪项目的整个生命周期,规划资源利用情况以及各项工作的优先级;还要看他们是否能预测和发现项目开展过程中所需的服务和资源,并根据其制定适时的计划提供服务;此外,还要关注他们是否能总结数字人文项目的经验,并将其转化为可操作的服务流程和方案,以便为后续的数字人文项目提供借鉴。

2.数据服务能力

随着数字人文研究的发展,越来越多的自然科学研究范式被引入,对数据的需求也越来越高。特别是对数据的时效性和准确性而言,图书馆员需要完成对第一手数据或零次信息和资料的元数据标准化处理,并对标准化数据进行组织、整理、分析、保管和维护。因此,图书馆员需要具备强大的数据服务能力,包括对数据的准确定位能力、收集、整理、保管和维护元数据的能力,以及利用文本挖掘、数据可视化、图像分析、机器学习等方法分析数据的能力,同时还要利用数字工具来保障项目的高效率和质量。图书馆员的数据服务能力不仅是数字人文项目实现的基础,也是各个数据库实现"知识大融通"的基石。

3. 教育教学能力

数字人文研究与服务涉及到多学科的融合与交叉,要求参与其中的人员具备较高的综合素质。因此,从事数字人文服务的图书馆员不仅需要具备专业的知识和技术能力,还需要具备强大的教育教学能力。在数字人文研究和服务的教育教学方面,他们既需要根据当前科研环境开展数字人文研究的推广,培养研究技能,传授数字工具的使用方法,还需要培养用户对数据收集和使用的能力,以及数据管理和维护的能力。通过提供全面的教育教学支持,图书馆员能够为广大用户提升他们在数字人文研究领域的专业素养。

4. 人际交往与协同创新能力

数字人文研究与服务在国内目前仍处于探索阶段。目前,有一些比较成熟的项目,例如武汉大学的敦煌壁画主题词以及关联数据发布服务平台等系列项目,以及北京大学的"中国历代人物传记资料库"项目,都是通过合作完成的。

因此,作为主体推动者,图书馆员不仅应当充当联络员的角色,负责与合作机构之间的联系,还需协调相关部门和工作人员之间的关系,以确保交流与合作工作的顺利展开。因此,图书馆员还应具备良好的专业沟通能力、人际交往能力和团队协作能力。

5. 自主学习能力

作为近年来涌现的跨学科领域,数字人文涵盖的理论、技术和方法体系与现有相关的理论、技术和方法之间存在一定差异。然而,图书馆员现有的知识体系往往难以满足这一新领域的需求。因此,图书馆员需要保持开放的思维和强烈的求知欲,通过自主学习不断更新知识和理念,提升技术和技能,弥补对其他学科的了解不足,不断提升馆员的核心竞争力。这样的努力将使图书馆员能够适应数字人文领域的快速发展,并从中获得更多的机遇。

二、培育稳定扩展的用户群体

(一)塑造医院图书馆的优质形象

在医院信息服务主体地位遭受严重冲击的背景下,我们需要在医院工作人员心中树立一个优质的医院图书馆形象,这个形象应该包括公正、亲和可靠的特点。我们希望让医院工作人员对医院图书馆有一个快速提供优质信息服务的认知,使其能在需要获取知识信息时,第一时间想到医院图书馆。

首先,公正是我们塑造医院图书馆形象的重要理念。无论是综合医院还是专科医院,都存在着强势和弱势专业,工作人员可以分为医、护、药、技、管等不同类别。在实际工作中,这些专业之间的差异以及职业身份的不同会导致一种潜在的不公平情况,强势专业的医务人员往往享受更多的资源和待遇。然而,医院图书馆作为一个为全院提供服务的内部机构,不能受到这种隐性规则的影响。我们应确保每个有信息需求的工作人员在信息获取途径、信息利用方式和信息资源分配方面享有平等的权利。医院图书馆虽然是医院的一部分,但仍然拥有图书馆的各种属性,其中的"公益性"虽然有所削弱,但仍然普遍存在。因此,我们需要承担消除医院内部知识鸿沟的重要任务。特别是对于传承时间较长的综合医院来说,工作人员的年龄跨度非常大,医院图书馆需要帮助那些对计算机和网络不太熟悉的老大夫等人,通过利用图书馆的各种资源数据库来获取知识信息。第二、形象亲和。人对于任何客体形象的理解,都很容易受到"成见效应"的影响,而"成见效应"即是人对某一客体的认识通常会受到先入为主的第一印象的影响,形成以偏概全的理解。由此,图书馆需要塑造一种亲和的形象,这种形象的树立通常需要图书馆员热情主动、耐心周到、仪表端庄、举止文明同时善于利用言语艺术提高用户接受图书馆服务过程中的体验。但这对于图书馆这种机构的形象树立而言是远远不够的,而应当将工作重心切换到对用户需求的满足中,只有具备满足用户各种需求能力的图书馆,才是亲和的。可以将图书馆的检索系统设计得更加人性化,更加灵活,使之成为用户获取信息最直接、最具吸引力的方式与途径,进而对图书馆产生依赖;也可以构建用户画像、分析用户的认知心理,根据用户的心理认知和需求建立交互式的用户培训机制,完善用户界面导航。

此外，亲和也是塑造医院图书馆形象的关键特点之一。希望医院图书馆成为一个温暖和融洽的场所，能够为医院工作人员提供良好的学习和研究环境。愿意与他们进行深入的沟通，了解他们的信息需求，并提供个性化的服务和支持。通过建立良好的人际关系和友好的氛围，医院图书馆将更容易赢得工作人员的信任和支持

最后，可靠性也是我们塑造医院图书馆形象的重要方面。要确保提供的信息来源丰富、可靠，并经过更加严格的筛选和审核。通过与外部知名出版商和科研机构建立合作关系，能够获取具有高质量和专业性的数字资源。还会持续提升医院图书馆员的专业素养和信息检索能力，以确保所提供的信息和服务始终处于一个高水平。

总之，塑造医院图书馆的卓越形象需要我们坚守公正原则、亲和待人并提供可靠的服务。只有这样，才能在医院工作人员心中树立起一个认可的优秀形象，成为他们获取知识和信息的首选机构。

(二)明确医院图书馆的责任定位

医院图书馆的存在和发展与医疗、教学和科研工作息息相关。随着网络环境的变革，知识的泛在化使得医疗科研人员的信息诉求和获取方式发生了巨大变化。因此，图书馆需要快速适应这一变化，明确自身的责任定位，并塑造新的服务角色。

首先，我们应该突出医院图书馆的特色，实现虚实共存的资源共享。

数字网络时代，信息资源的数量迅速增加。然而，大多数医院图书馆的经费投入依然有限。这种经费短缺以及采购成本的增加成为制约医院图书馆服务效率的关键因素。与此同时，随着医学学科和医院的发展，用户的医疗和科研任务压力不断增加，对信息的需求也日益增大。如果医院图书馆不能满足用户的信息需求，自然就无法对用户产生较强的吸引力。因此，在经费有限的情况下，医院图书馆的资源建设不能采取规模化的策略，而是要突出特色，有目的地吸引用户。

医院用户对信息的需求与他们所从事的学科发展情况密切相关。因此，在

进行资源建设时,我们可以适度向重点学科专业倾斜经费。此外,突出学科特色的资源体系建设还包括收集和加工相关信息,建设特色数据库;搜集与各学科相关的研究机构、专业学会、出版单位等网站,并建立一套学科导航系统;开发建设本院机构知识库,将本院工作人员发行、出版的出版物、音像制品、科研成果和专利等统一收集、整理、存储、利用,形成具有本院特色的数据库。

在知识环境下,虚拟信息资源成为信息服务的主流形式。然而,在加强实体资源建设的同时,也要注重与各级各类图书馆之间的合作。通过加入图书馆联盟,可以通过文献传递、馆际互借、资源共享等措施来补充馆藏资源数量。这不仅可以拓宽学科服务范围,为院内人员获取专业信息提供便利,节省用户的时间,还可以节约采购经费。

通过明确医院图书馆的责任定位,突出特色,实现虚实资源共享,我们可以更好地满足用户的信息需求,并为医院的医疗、教学和科研工作提供有力支持。

第二、依托馆员,嵌入式提供知识服务。

图书馆在数字网络时代面临了更高的服务要求,不能只提供简单的文献资源,而应以馆藏资源为基础,结合新技术,将数据和信息转化为更易于理解和利用的知识。这样,图书馆才能为用户提供支持知识应用与创新的服务。

馆员需要根据工作人员的特定需求,收集整理各种明显或潜在的信息。然后,他们可以从中筛选与需求相关的内容,并经过分析、重组和挖掘,生产出能直接解决实际问题的知识产品。为了做到这一点,馆员需要走出图书馆,进入科研院所,深入各个科室,并参与医疗教学和科研活动。他们可以为用户提供信息咨询、检索和研究方法指导,推荐相关信息等服务内容。同时,他们还要重点挖掘用户在活动中表现出来的真实和潜在的信息需求,并根据这些需求收集、分析、重组和创造知识。最终,他们将这些知识加工成具有价值的动态报道、专题论述和发展前沿分析等知识产品,并嵌入到用户的临床决策、教学和科研过程中,提供随时随地的服务。

第三、重视人文,构建医院文化阵地。

随着数字网络时代的来临,医疗科研人员越来越倾向于通过网络和线上途径获取图书馆资源和服务,造成实体馆舍的到馆人数逐渐减少。然而,是否还有必要保留实体图书馆的讨论逐渐升温。尽管如此,图书馆仍然被视为学习场所的首选,而医院图书馆则有着更多的职能,尤其是在医院内部承担精神文化教育的使命。因此,医院图书馆应当加强人文环境建设,努力打造成为医院文化的阵地。为达到这一目标,可以采取以下措施:

首先,创建良好的阅读环境是关键。在阅读空间中配备舒适的座椅、点缀绿植等装饰,为医务人员提供一个放松身心、缓解工作压力的场所。

其次,增加开放时间并提供便利服务也是重要的措施。图书馆可延长开放时间,方便医务人员根据自己的工作安排使用馆内资源,并提供复印、打印、饮水以及消遣休闲等便利服务,满足他们的实际需求。

此外,优化图书馆的空间布局也是必须考虑的方面。在馆内设置讨论室、学习共享空间等功能区域,为用户提供良好的学习、交流、协作和研究环境,营造积极向上的空间氛围。

综上所述,医院图书馆应当重视人文因素,着力构建医院文化阵地。通过以上提及的措施,我们有望为医务人员提供一个舒适宜人的学习和交流场所,为他们的工作和发展创造更加有利的条件。

(三)优化用户信息素养教育模式

1.信息觉醒教育

信息觉醒是指用户对各种信息的自觉反应,体现为用户对信息的敏感度、洞察力以及捕捉、反馈、分析、评估与吸收信息的能力。这涵盖了信息需求意识、信息获取意识、信息传播意识和信息创新意识等方面。

信息觉醒是经过后天学习和日常生活、社会实践等活动锻炼形成的。它取决于用户对信息的理解和对自身信息需求的自觉认知。因此,信息觉醒教育有两个主要目标:其一是使用户科学全面地了解信息。这需要对用户进行信息的基本内容、传播规律、存储方式、信息系统和信息技术的理论和实践教育。其二是培养用户对自身信息需求的自我意识。这主要包括将潜在信息需求转化为明确的信息需求并清晰表达和传达、辨别和评估信息价值、合理利用信息的能力,以及用户对信息的关注度和对信息需求的敏感程度。

信息觉醒教育是信息素养教育的前提,也是每个用户适应信息环境和实现自我发展的重要基础。然而,根据用户对信息需求的紧迫程度和信息利用的时间长短,我们可以更细致地对用户进行分类,并采用针对性策略进行信息觉醒教育。

(1)为入门用户提供启蒙式教育

首要的任务是调查和分析入门用户获取和利用信息的意识情况,了解他们在信息获取和利用方面的知识和能力水平。同时,还需要调查这些用户的个人背景、社会环境以及教育背景等因素对他们的信息素养的影响。对于这些入门用户,应该有特别设计的启蒙式教育内容,例如医生信息意识启蒙、护理人员信息意识启蒙以及行政后勤人员信息意识启蒙等等。教育内容的设置和安排可以充分利用图书馆的技术和资源优势,多样化呈现形式,可以包括动画、游戏、音视频等。另外,可以将信息检索和利用的知识和技能嵌入到休闲娱乐软件中,让入门用户在不受限于时间和形式的情况下进行信息意识教学。

(2)对急需用户提供救助式教育

随着物联网时代的到来,大量应用传感器、采集器等微型感知设备,显著提升了移动设备的情境感知能力。医院图书馆可以利用医生办公室、护士工作站等场所的终端设备,收集和监控院内用户的信息需求,分析用户一段时间内的信息获取行为,识别出急需用户。重点关注急需用户群体的信息利用行为,及时发现他们在使用图书馆系统时遇到的困难,并在必要时提供救助服务。可以设立专门的"信息获取与利用应急救助站点"来提供救助式服务,包括答疑类、感知类和智能类的服务。通过多样化的求助入口,为有救助需求的图书馆用户提供及时有效的信息利用支持,解决他们的疑难问题。

(3)对资深用户提供随行式教育

要维持稳定的用户群体,图书馆必须做好用户画像工作,建立用户档案,全面了解现有用户,并争取潜在用户和寻找未知用户。同时,引进先进的前端感知设备,利用最新的物联网技术,实时跟踪用户的信息行为,明确他们的信息需求,并迅速掌握用户个性化需求的变化。据此,及时调整服务策略,帮助用户解决实际问题,同时树立图书馆的良好形象。通过这种方式,培养专业用户对图书馆的信任,建立依靠图书馆解决实际问题的习惯,吸引并巩固图书馆的核心用户群。全面提高医院工作人员的信息素养水平,为医院的整体医疗和科研水平提供支持。

2.信息能力教育

信息能力是指用户在借助信息技术的帮助下,具备发现、获取、加工处理、分析判断和应用信息解决问题的能力。为了培养和提升用户的信息能力,信息能力教育应包括四个主要方面:文献获取能力,信息识别与选择能力,信息检索能力和信息分析与组织能力。

首先,需要关注用户的信息获取能力,即用户通过传播渠道获取信息的能力。在大数据时代,医学文献信息的数量不断暴增,而且形式也发生了重大变化,这给用户获取文献信息带来了挑战。因此,信息能力教育的重点应该是提高用户对文献知识的了解。除了传授图书馆基本知识外,还应包括文献的概念、特征和功能,以及图书馆所收藏的医学文献种类,帮助用户通过文献的外部特征来识别和获取信息资源。

其次,用户的信息识别与选择能力是指他们能够根据自身经验和知识,分析信息内容,判断信息的性质和使用价值的能力。培养用户的信息识别与选择能力首先需要树立积极的信息意识和阅读观念,只有在正确的指导下,用户才能准确判断文献内容的价值。此外,用户还应该掌握文献等信息的内部结构,了解信息的生产、传播和增长规律,以及本领域专业信息资源的分布状况,从而帮助用户快速了解本专业信息的分布特点,并辨别文献信息的使用价值。

信息检索能力在现代社会已经变得尤为重要。随着经济和科技竞争的日益激烈,信息已成为竞争的关键。在这个竞争环节中,那些能够最先掌握最新情报信息的人,将有更大的机会获得竞争优势。而信息检索是获取信息的主要途径之一。通过培养信息检索能力,用户可以解决他们不了解、不知道如何利用以及利用哪些图书馆文献资源的问题。因此,对用户进行信息检索能力的培训教育对于图书馆进行信息素质教育至关重要。

最后,用户的信息分析与组织能力是指他们能够把握信息内容的实质,分析信息的意义,提炼信息中所蕴含的知识,并在此基础上进一步整理、解释信息,从而产生新的知识。这种能力的培养需要帮助用户掌握信息处理和分析的方法和技巧,提高用户对信息的深度思考和理解能力,使他们能够从海量的信息中提取出有价值的知识,并将其应用到实践中。

通过信息分析和组织,用户能够改变自己的视角,从而有利于进行深入思考,并得出独特的结论。用户对信息进行分析和组织实际上是一个富有创造力的过程,需要在辨别信息的价值基础上,对内容进行概括和理解,同时探索不同信息之间的关联规律,这需要具备富有创意的思维方式。

为了提升用户的信息分析与组织能力,我们应重点培养他们的文献组合能力和信息捕捉能力,这两者都是分析与组织能力中至关重要的组成部分。培养用户的文献组合能力可以帮助他们整合相关、分散且无序的资料和数据,进而提高推导新知识、新见解和新发现的效率。为实现这一目标,我们必须向用户传授关于文献分类和主题标引的知识,以及常见检索工具的类型和编制规则等内容。而培养用户的信息捕捉能力,则是提升他们分析、利用和创造信息的基础。

(四)提升医务工作者的阅读意识

近年来,我国的图书馆在社会地位和公众认可度方面一直处于相对较低的水平。尽管这种现象的形成受到了国家的忽视和财政投入不足等外部因素的影响,但主要原因还是源于图书馆的内在问题。图书馆工作人员在国内长期以来一直默默无闻,他们的工作和服务往往未能引起公众的关注。过去,图书馆的宣传活动通常只侧重于图书管理规定和图书工作本身,而没有与之同步进行宣传。

图书馆的宣传工作有助于提升其在社会中的地位,促进图书价值的发挥,但更重要的是可以推动社会范围内的阅读意识形成,从而促进图书事业的持续发展。

阅读意识指的是个人对于图书馆概念和实践的具体认知;而社会阅读意识则是指整个社会对于阅读的整体认识状况。在社会阅读意识的影响下,人们会有意识地保存和捐赠各种图书资源，从而丰富图书馆的信息资源藏品。同时，人们也会更加重视图书的作用，并且更愿意在社会实践活动中利用图书。

发达国家的图书馆体系主要由公共图书馆和众多的私人图书馆构成，私人图书馆的拥有者包括企业、家族或个人等。这种结构模式决定了图书馆的资源内容丰富、复杂程度极高，并涵盖了各个学科领域，甚至包括许多珍贵的古籍文献，有些甚至濒临失传。与此同时，发达国家公众对阅读具有很强的意识，比如，二十一世纪初，报道过一图书馆因搬迁而关闭一年，在此事件中引起了公众的反对。一方面，图书馆面临困境；另一方面，公众则对此不满。图书馆的临时关闭可能导致用户对其工作的不理解。可见，图书馆对于公民的工作和生活具有重要意义，而这些图书使用者也是图书馆发展的强大支持力量。

相比之下，我国的社会阅读意识相对较弱。在中国公民心中，图书馆的开放与否往往被视为政府的事情，与个人无关。即使图书馆长时间不开放，图书资源长时间无法利用，也不会对公众的工作和生活产生影响。公众并不了解自己对于图书利用的权利，并且并未关注图书对于个人的价值作用。归根结底，这一现象是由中国传统观念所影响产生的。自古以来，中国一直是一个重政府的国家，政府的权威在公众心中是绝对的。因此，针对由政府主管的图书馆所做出的决策，公众通常不会有异议。然而，这种情况的出现也正说明了图书馆对其自身定位的模糊和宣传效果的缺失，图书馆并未在公众心中建立起一个服务机构的形象。为了解决上述的缺失，应当做到：

首先，我们应该通过多种形式和广泛的推广活动来加强公众对图书信息资源的认知，并吸引公众的阅读兴趣。这些推广活动可以包括举办阅读促销活动、开展宣传教育活动等，以此鼓励公众购买、交流等方式，建立自己的书房或者私人图书馆。这样，阅读就能成为公众重要的娱乐方式，图书也能成为他们生活中必不可少的一部分。同时，这也有助于社会范围内图书信息资源的丰富，实现了图书储藏与利用的社会化。《图书馆法》的颁布对图书事业起到了重要的推动作用，成为我国图书事业蓬勃发展的可靠保障。然而，在履行法律的过程中，我们必须考虑到社会公众对图书的意识水平，因为缺乏图书意识会影响《图书馆法》

的执行效果和约束力。因此,我们需要通过普及《图书馆法》的宣传活动,让社会公众了解法律内容并提高图书意识,这也是图书馆事业长期任务的核心之一。图书涵盖广泛的学科分类和内容内涵,既具有文学价值,又可以为个体和组织机构提供实践指导。通过宣传图书馆法,可以强化人们对图书利用的概念。宣传活动可以采取知识竞赛、会议讨论、纸质甚至多媒体形式的实体宣传等多种方式,以生动形象的方式准确、全面地宣传《图书馆法》。这将为提高图书馆的社会地位,扩大其服务范围和影响力提供有力支持。通过这样的宣传,我们可以普及和传播图书馆以及图书工作在国民经济、社会发展以及各个具体单位工作中的地位和作用,促进图书意识的增强,使公民自觉遵守《图书馆法》,并提高各级领导和图书馆员对图书工作的重视程度。

其次,需要进一步加强《图书馆法》的宣传工作,以让公众通过参与宣传活动直接了解如何有效利用图书,以及通过阅读可以实现哪些目标。同时,也要让大家了解使用图书所应承担的义务。为此,可以采取多种形式的宣传教育活动。一方面,可以将图书馆法治宣传纳入社会普法的体系,与相关部门合作进行合作宣传。另一方面,可以编撰普法读本,并向全体公民发放。此外,还可以利用图书馆的空间优势举办普法讲座等活动。

在宣传过程中,也应重点关注媒体的力量。与传统传媒和新兴自媒体进行深度合作,扩大社会范围内的图书意识培养。这些措施有助于广泛提升全社会对《图书馆法》的认可和尊重,进一步加强图书馆法治建设,促进图书事业的法治化管理,并营造法治化的图书行业环境。通过这些努力,我们可以提高图书馆用户群体的法律意识和素质,为图书馆的良好发展和图书制度的建设打下坚实的社会基础。

最后,图书馆的宣传不可或缺。作为《图书馆法》的实施和保护主体,图书馆承担着桥梁的角色,帮助公众了解这项法律。在与公众接触的过程中,必须与图书馆的实际情况相协调。因此,通过各种传统和新型媒体渠道的宣传是必要的,以加深公众对图书馆的认识,并提高他们对图书馆的整体支持。

受到政治体制的影响,我国图书事业的发展主要由国家机关主导,并依赖政府的支持。因此，主动参与政府工作，并充分发挥自身价值和作用，成为图书馆获得公众关注和提升地位的重要途径。图书馆参与政府工作的关键在于利用其专业知识和技能，收集大量相关的文献资源，为政府决策和方案制定提供参考和指导。只有在政府准备制定政策或决策之前，首先想到图书馆可以提供相关参考资源，这表明图书馆在政府工作中已发挥了非常良好的作用，履行了参政职能。这也为公众提供了更多了解图书馆的渠道和途径。

随着社会开放程度的增加，图书馆内部需求也逐渐扩大。曾经属于外部公众或社会团体的需求逐渐转化为图书馆对自身的要求，成为图书馆生存和发展的基础。然而，不断变化的社会用户需求对图书馆的各项业务提出了更高的要求，推动了图书馆业务工作的改进和提高。为此，图书馆需要不断扩充馆藏书籍资源，完善书库设施和环境条件，丰富图书检索和利用手段，同时全面推进数字图书馆甚至智慧图书馆的建设。在用户需求和图书馆自身要求的共同推动下，图书馆的业务能力和管理水平将有突破性的提升，服务能力也将更好地适应和满足用户日益变化的需求。在开放社会中，图书馆将焕发勃勃生机，与封闭状态有所不同。在满足用户需求的基础上，图书馆还能获得广泛的社会认可和政府主导部门的关注和信任，从而为图书馆的发展提供更多的政策、资金和资源支持。总之，多元化的开放社会需求促进了图书馆的发展，也推动了社会对图书的意识增强，而社会对图书的意识增强又反过来对图书馆的发展起到推动作用，实现二者之间的协同发展。提升社会图书意识，最重要的是在公众的心中树立图书意识与观念，即使在开放社会的背景下，图书工作的影响力已经今非昔比，扩大了很多，但实际上对广大的社会公众而言，图书馆仍然不是一个人尽皆知的机构，而图书利用也并不是或一个所有人都可享受的服务。根据实践经验，图书事业的发展需要营造一个良好的社会环境，因此强有力的图书宣传工作对图书事业的发展是必不可少的，即只有强大的图书宣传工作才能延续之前的系列工作。总之，图书宣传能够推动图书事业的发展。

第一、宣传工作是图书意识提升的必由之路。图书宣传工作，可以在人们的思想上植下图书意识的种子，并催动它的生根发芽，使人们可以了解图书的作用,为图书利用作好准备。

第二、图书宣传需要持续的开展。一种全新观念意识的树立与提升需要大量的时间沉淀,也就是说社会图书意识的提升还有很长的路要走。图书宣传工作,对图书意识树立的作用是显而易见的,因此为了更快地树立社会图书意识需要持续不断的开展大量的宣传工作。而这也将为整个图书事业的不断前进提供强大的动力。

第三、图书宣传可以采用多元化的方式。图书馆是需要实体馆藏的,而且大多数的图书馆都有其独特的设计观念,又成为城市地标建筑的潜力,而地标性质的图书馆在增添城市文化气息的同时,还可以起到对图书的宣传、对图书意识树立的促进作用;图书馆还可以与学校教育结合,从青少年群体中重点培养图书意识,提升图书在新一代主人心中的地位。

第四、不断掀起宣传工作的新高潮。如果想要达成良好的宣传效果,需要严格把握好时机,并实施相应的宣传策略与宣传方式;同时根据人员配置和面向对象还要选择恰当的组织宣传方式,从而为图书馆吸引更多用户;此外,宣传方式的选择也应当是推陈出新的,需要给人耳目一新的感觉紧紧抓住用户或者公众的注意力。

在医务工作者的职业生涯中,他们必须面对各种挑战和压力。医学领域的知识更新迅速,新的科研成果和临床实践不断涌现,需要医务工作者保持与时俱进的学习态度。因此,提升医务工作者的阅读意识变得尤为重要。通过不断扩大阅读范围,医务工作者可以获取最新的医疗知识和技术,提高自身的专业水平,更好地服务于患者。阅读意识的提升不仅对医务工作者的个人发展有益,也对整个医疗行业的发展起到了积极的推动作用。因此,我们应该共同努力,为医务工作者提供更多学习的机会和资源,帮助他们建立起积极的阅读习惯,提升阅读意识。

三、拓展服务内容

(一)基于馆藏内容的知识服务系统

随着时代的变迁,文化机构之间的合作有望在全球范围内得到推广。尤其是在解决文化遗产分散保存和复杂异构的问题,实施文化遗产整合的推动下,文化机构之间的合作将更加广泛。然而,当用户面对众多信息提供机构时,很难确定哪个机构能够提供自己所需的相关信息,信息检索往往需要进行多次试探性搜索。用户在利用信息资源时存在高度路径依赖现象,即在解决一次信息问题后,他们往往倾向于再次使用之前的工具来试图解决相关问题,而不考虑该工具是否有能力提供相应的信息。根据研究者的观点,用户在使用信息时应根据问题的需要寻找适合的信息提供者。例如,如果用户想要查找某个机构成立的相关信息,可以在博物馆中查找关于机构周年庆典的实物信息资源,在档案馆中查找组织建立的各种原始记录,在图书馆中查找关于该机构的出版物资源。这也证明了用户过于依赖单一平台的信息搜索方式无法实现最佳的信息收集效果。因此,除了加强对用户的培训和信息检索思维的培养外,图书馆还应实现不同文化机构保存的各种资源的整合工作,为用户提供一站式的信息资源检索平台,使用户在获取信息服务时能够节省大量时间和精力。

在网络环境下,面对庞大的数据海洋,用户对数据的有效性和质量要求比以往任何时候都更高,对信息来源的关注度却有所下降。因此,图书馆应设计一种以馆藏内容为基础的信息检索和知识服务系统。该系统主要由查询、描述、匹配、提取输出和验证等模块构成。

查询模块是为了满足用户的查询需求而设计的功能。目前,最常用的查询接口是通过输入"关键字"或"关键词"来进行检索。此外,查询界面还应该具备字段关联功能,即根据输入的某个关键词,可以找到与之相关的其他词语或字段内容,以帮助用户明确具体的检索需求。

描述模块的主要功能是实现用户需求的转换。它将口语化或文本型的用户需求表述转换成计算机可识别的二进制语言。描述模块的对象主要包括文本和图像信息特征。

匹配模块负责进行检索功能的一对一查找。它根据一定的规则在资源数据库中搜索用户描述的内容,并根据定义的度量对结果进行排序。排序方法多种多样,主要包括相关程度、时间、来源等排序标准。

提取模块(也称为输出模块)主要实现查询结果的提取和输出。通常以与系统界面相适应的形式和列表化的方式将结果输出到系统相应的界面,供用户从中进一步人工筛选所需的资源。

验证模块的主要功能是对检索结果进行评估,以确定其是否满足用户需求。该模块通过压缩匹配标准,在数据库中找到真正符合要求的检索结果。而基于馆藏内容的检索知识服务系统应具备以下特点:

1. 近似匹配优化:考虑到文本和图像信息的表达往往是近似的而非确定性的,系统通过不断优化匹配标准,以获取更合适的检索结果。

2. 高互动性:在检索和知识服务过程中,用户的参与度至关重要。图书馆需要通过与用户的互动来收集他们的需求和反馈意见。用户需明确表达自己的需求和意见,以便图书馆能够提供有针对性的知识服务。

3. 实时检索:除了资源储量的影响外,图书馆的硬件设施和技术能力是决定检索速度的关键因素。通过重新构建数据库并结合适当的硬件设施和技术条件,图书馆可以满足高速实时检索的需求。

通常,检索和知识服务的效果受图书资源整合程度和服务条件(如硬件、软件和人员)的先进化程度两方面因素的影响。多源数字资源整合的目的是丰富单一馆舍的馆藏资源,确保每个单馆的资源在系统性、完整性和知识性上达到一定的水平。图书资源整合的关键在于对相关知识单元进行排序和重建,这些知识单元根据特定的主题类别分散在不同的收藏系统中,并根据相关领域专家的意见建立知识库。用户可以对单一的馆藏资源库进行检索和利用,并可以在无法满足需求的情况下,借助人工智能等智能技术协同利用多个馆舍的资源。此外,用户还可以充分利用馆际互借和参考咨询功能。在知识服务过程中,用户所获得的是经过提炼、加工和整合的知识,而非传统服务模式中提供的纯粹信息。这也标志着信息服务向知识服务的飞跃。

(二)基于移动互联网的泛在智能服务

泛在智能服务是基于移动互联网而出现的一种互联网服务形式。随着互联网和移动通信技术及设备的成熟,移动互联网服务对各行业产生了颠覆性的改变,深刻影响了人们的生活方式。尤其在信息服务领域,便捷的信息获取途径和设备使人们能够接触到前所未有的海量信息。

据《中国互联网络发展状况统计报告》显示,截至2021年上半年,我国手机网民数量达到10.07亿,占总网民数的99.6%。移动互联网具备的终端移动性、业务即时性和服务便利性等特点,为各行业的发展提供了强大动力,同时也导致了产业内部的竞合与社会分工的分化。在移动互联网背景下,用户的网络利用行为发生了显著变化。

首先,信息获取变得泛在化和碎片化。移动互联网依托智能手机等移动终端设备,突破了传统PC机在物理空间上的限制,用户可以在任何需要的地方使用这些移动设备。随着5G时代的到来,网络速度的提升和覆盖范围的扩大,将进一步优化用户的上网体验,泛在化的网络利用模式受到广泛关注。碎片化主要表现为用户对网络的利用不再按小时计量,即使是几分钟的时间都可以利用移动终端获取网络服务。

其次,信息内容呈现表层化的趋势。在庞大的信息海洋中,信息检索仍然是用户利用互联网的重要手段和工具,通常需要依赖专业化的搜索引擎。这也导致了用户信息利用行为的表层化。

此外,用户的利用行为具有即时性和随机性,这意味着信息服务提供商需要探索集成性和智能化的服务来满足这种需求特征。随着技术的不断发展,泛在智能服务将持续创新,为人们提供更加便捷、个性化的移动互联网体验。移动互联网对信息服务行业的冲击,迫使图书馆界积极回应,在广泛开展的理论和实践探索中,摸索出了移动图书馆、泛在服务等理念与模式并加以推动实施。其中,应用最广的措施是面向移动用户的移动馆藏服务,该措施的典型案例包括大学的图书馆向用户提供照片等移动馆藏,因此,笔者提出一种包含资源检索、推送、在线展示、参考咨询和虚拟社区等功能的图书馆泛在移动智能服务模式,以满足移动互联环境下用户多变的信息资源需求,提高文化部门的社会影响力。

1.资源搜索模块

资源搜索模块提供了多种检索方式,包括检索框、专题导航和分类导航。用户可以通过浏览导航或者输入关键词向系统提交搜索命令。系统会根据用户的需求在数据库中进行全面匹配和查找,并按照一定的排序规则(如时间、浏览量、借阅量等)向用户提供信息列表。

２．智能推荐模块

用户在第一次使用图书馆APP时需要进行注册,注册过程中收集到的用户基本信息和兴趣偏好等可以作为图书馆向用户提供个性化信息推送的依据。此外,搜索模块还可以记录用户的搜索行为,为推荐功能提供支持。系统会根据这些信息提取用户行为特征和兴趣偏好,建立用户模型或者兴趣数据库,并通过自动匹配系统找到用户可能感兴趣的图书资源,从而实现针对用户的主动推荐。

３．在线展示模块

文化资源系统整合后,不再局限于纯文字和图书,还包括照片、录音和视频等形式的信息资源。为了便于用户理解和获取相关资源,这些资源会按照一定的主题分类,创建各种主题内容的知识库。在这些主题内容中必然会包含适合在线展示的资源形式。因此,系统提供了在线展示模块,帮助用户清晰地了解每个主题内容,激发用户对相关资源的兴趣和获取动力。

４．参考咨询模块

图书馆APP通常需要提供一定的联系方式,以便用户与馆员进行沟通。这种沟通渠道促进了用户与馆员之间的交流与互动。同时,为了方便图书馆收集用户的需求和反馈,也建立了常用的咨询渠道,使馆员能够及时根据用户需求和建议提供参考咨询服务。尤其是在移动互联网时代,馆员与用户之间的沟通不再受时间和空间的限制,可以实现即时的反馈和服务。

５．虚拟社区模块

虚拟社区模块主要用于用户之间的沟通和交流,用户可以建立讨论组,有效地进行信息互动,实现用户之间的信息共享。这个模块能够促进用户之间的交流,增进彼此的了解和分享所需的内容。

四、建立服务平台

数字文化资源的整合服务需要一个统一的门户网站或平台系统来支持。这个网站或系统应具备高度的集成性,能够实现合作主体、资源、技术和服务的一体化整合,并为用户提供一站式检索服务。

（一）图书资源服务平台的特点

该平台的主要特点是高度集成性,体现在以下四个方面。首先,它实现了不同机构之间的整合,多个文化机构共同搭建一个系统或平台,为用户提供一体化的服务。用户可以通过该平台享受多个图书馆、档案馆或博物馆的信息服务,在网页链接中还可以引流用户的注意。其次,该平台实现了资源的整合,将各个文化机构的资源整合起来,为用户提供跨数据库查询、资源导航、跨媒体检索和综合知识检索等功能。这打破了以往用户在利用信息时受到信息来源层面限制的局限。第三,这个平台实现了功能的整合,具备多种服务功能,如信息共享、信息检索、信息服务和反馈交互等模块。最后,该平台也实现了服务模式的整合,因为不同用户有不同的信息需求,所以门户网站通常集成了多种服务模式,以提供专业化、个性化和智能化的服务,以满足用户的需求。

（二）图书资源服务平台的功能定位

图书馆资源服务平台是根据现有设施、资源、技术和服务条件开发的综合服务工具,旨在满足用户多样化的文化需求。它为移动互联时代的文化资源共建和共享提供了适宜的环境和工具,进一步培养用户利用图书信息资源的习惯,并促进国内文化的繁荣发展。该平台在功能上最显著的特点是整合功能。这种整合不仅限于实体馆之间,还涵盖了数字馆,旨在突破实体馆藏和数字馆藏之间的界限,有效组织现有的、独立的信息平台,利用现代信息技术和标准实现异构馆藏资源的整合,以促进一体化服务的实现。其次,该平台还拥有示范功能,作为处于探索阶段的平台,其功能架构、系统架构、运行模式和保障机制都是先进且超前的,可以为文化和信息服务领域的相关实践项目提供参考,推动类似项目的开展。此外,扩展功能也是该平台保持活力的重要因素,平台预留了充分的扩展接口,可用于交换、扩充文化和信息资源的储量和类型,也可用于链接、合并各种机构、数据库和功能模块,以实现平台规模和功能的扩张。

"用户中心"理念是图书信息服务的核心观念,在图书资源服务平台的建设过程中应成为基本遵循。平台设计的重点应是提供积极、有效、舒适的基于需求的知识服务。在大数据环境下,用户需求是信息资源服务的风向和指导原则,因此信息机构应重点关注对用户需求的研究,并在用户需求的指导下实现资源整合和服务等一系列信息服务工作。此外,在平台构建中涉及到多种文化机构,政府应主导其建设,并通过在政治、资金、技术等方面的优势实现资源的科学配置,推动平台的建设进程。然而,政府也应充分尊重专业机构的能力,不过度干涉专业性问题,以确保平台的运行效率和主动性。总而言之,图书馆资源服务平台的建设是一个长期投入精力和资源的过程,在开始时应做好分步实施的规划,并通过科学合理的团队配置、丰富多样的资源储备和有效的运行机制逐步完善。

(三)图书资源服务平台的功能架构

国家图书馆曾经就此提出了一个六层理论架构,包括基础层、数据层、系统层、服务层、运营层和示范层。基础层主要是一些软硬件设施,如服务器、操作系统等。数据层实质上就是一个资源库,其中集成了多媒体类型的数据资源。系统层主要用于实现资源的采集、数字化加工、组织和资源库建设。服务层是向用户提供服务的模块,主要有统一检索、认证和调度。运营层分别利用B2B和B2C模式实现对机构和个人的各项管理工作。演示层一般为用户直接看到的部分,国家图书馆的预设中将其分为六个方面:国家文化资源整合应用演示、基于数字电视平台的数字文化资源应用演示、基于移动终端的国家数字文化资源服务应用演示、区域文化资源数字应用演示、数字文物三维虚拟展示平台应用演示及规模产业应用演示。数字文化资源统一公开和服务平台目前也仍然只是一个宏观的战略框架,而且与本文提出的图书资源服务平台高度一致,因此借鉴其功能架构要求,图书资源服务平台的功能应当呈现出分布式、可扩展和可操作的特点。

1.信息发布模块。信息发布是平台信息服务功能的基础,主要形式就是将平台中的资源经过编辑直接投放在平台的首页或者相应的栏目。发布的信息既有机构信息也有部门信息收集和其他信息。通过发布组织信息,可以让用户对提供服务的组织产生更多的了解,同时为用户提供相应的访问渠道。图书馆馆藏信息应当包括对平台拥有的资源现状的介绍,包括资源构成、数量和分类情况等,同时提供分类导航。服务信息则是向用户提供平台服务功能的介绍与使用指导,如导航服务、服务指南、讲座培训等。

2.信息检索模块。检索功能是影响用户信息利用体验的重要因素。检索界面主要由检索功能和导航功能组成,除了基本检索、高级检索或专业检索等检索模块外,还应当向用户提供分类、专题、主题等导航功能。如前所述,有些馆藏是利用专题信息技术构建的,有些用户需求可以通过图书馆直接满足。当各种导航功能无法使用户便捷地获得需要的信息时,基本检索和高级检索等功能就可以快捷地为用户提供所需的信息,以便有效地将各种文化馆的信息内容进行整合,为用户提供信息。

3.信息服务模块。服务是平台的核心,平台具备的个性化推送系统、参考咨询系统、多媒体集成系统和移动互联系统,可以实现个性化服务、参考咨询服务、跨媒体服务、移动服务等模式有效融合,为用户提供多样化的服务模式。

4.反馈交互模块。图书资源服务平台具有良好的交互性,用户与系统之间的交互是双向的。及时处理用户反馈信息,提高服务质量。在移动互联网环境下,应用推广为用户提供了一个实时平台。用户可以通过应用程序与图书馆员实时交互,实现参考咨询服务的延伸。同时,平台的虚拟社区功能,创造了用户之间畅通交流的环境。二者的协同作用,使用户与馆员之间、用户与用户内部之间的互动更加通畅,足以达成良好的沟通效果。

五、改进检索工具

改进图书检索工具在读者利用图书馆资源的过程中起着重要作用。目前,主要有两种途径可供读者使用:一种是依靠图书馆工作人员进行图书的检索和查找,另一种则是读者自己使用检索工具进行查找。不论采用哪种途径,检索工具都能够显著地提高读者在获取图书资源上的效率,节省时间。

图书检索是指通过特定的方法和工具来满足读者需求的过程。根据使用的工具,图书检索可以分为人工检索和计算机检索两种类型。在计算机广泛应用于图书馆之前,手工查询是一种常见的检索方式。当时的图书检索工具是以卡片形式呈现的,每张卡片记录了书名、作者、分类号等关键信息。图书馆员需要手工检索这些卡片,以确定图书的在架位置。这种检索方式非常繁琐、耗时,并且很难保证高效率。读者可能需要花费很长时间才能找到所需的图书。而计算机检索具有快速、省力和高效的特点。现代的检索工具是介绍性和引导性工具,用于展示藏书内容并提供相关介绍。它们能够帮助读者了解所需图书的相关信息。图书检索工具属于二级文献,它们通过对原始书籍和文献进行分类、处理和浓缩来帮助读者查找图书。因此,与其说它们是一般的书面描述,不如说它们是书籍和文学资源的集合。检索工具越科学,在信息组织阶段对图书信息的记录和标注就会更加准确。因此,持续改进和完善检索工具能够为图书馆提供更优质的用户服务,为其提供强有力的支持。

（一）改进图书检索工具

在读者利用图书馆资源的过程中起着重要作用。目前,主要有两种途径可供读者使用:一种是依靠图书馆工作人员进行图书的检索和查找,另一种则是读者自己使用检索工具进行查找。不论采用哪种途径,检索工具都能够显著地提高读者在获取图书资源上的效率,节省时间。

图书检索是指通过特定的方法和工具来满足读者需求的过程。根据使用的工具,图书检索可以分为人工检索和计算机检索两种类型。在计算机广泛应用于图书馆之前,手工查询是一种常见的检索方式。当时的图书检索工具是以卡片形式呈现的,每张卡片记录了书名、作者、分类号等关键信息。图书馆员需要手工检索这些卡片,以确定图书的在架位置。这种检索方式非常繁琐、耗时,并且很难保证高效率。读者可能需要花费很长时间才能找到所需的图书。而计算机检索具有快速、省力和高效的特点。现代的检索工具是介绍性和引导性工具,用于展示藏书内容并提供相关介绍。它们能够帮助读者了解所需图书的相关信息。图书检索工具属于二级文献,它们通过对原始书籍和文献进行分类、处理和浓缩来帮助读者查找图书。因此,与其说它们是一般的书面描述,不如说它们是书籍和文学资源的集合。检索工具越科学,在信息组织阶段对图书信息的记录和标注就会更加准确。因此,持续改进和完善检索工具能够为图书馆提供更优质的用户服务,为其提供强有力的支持。

（二）完善电子检索系统

随着图书管理的数字化,电子检索系统在记录数字化的推动下逐渐成熟。电子化的记录为图书的检索提供了方便的接口,使图书馆员和用户能够更高效地搜索、存储和提供服务。然而,重要的是如何使用这些完整保存的目录。为了实现这一目标,图书馆需要邀请专业人士创建兼容的数据库,并开发相应软件,以使用户能够从各个角度、时间、人员、实体或事件访问相关图书内容。只有这样,图书著录和与数据库与检索系统的连接才能具有实质意义。

此外,面对不断增长的社会信息需求,图书馆还可以通过本地信息开放门户或者在官网上开放一部分图书信息资源,供公众检索和利用。这样,用户无论身处何地,都能够搜索到所需资料,超越地域和时间的限制。对于受到知识产权保护且不便公开的资源,可以提供仅供检索的渠道,让用户获取文献线索后,通过邮件或电话等方式向图书馆提出申请获取实体或电子版的图书资源。这种模式下,用户无需奔波四处,只需通过线上方式进行申请即可获得所需信息。

总之,电子检索系统具有快速、准确、低漏检风险等优势。它满足了用户追求快速、简洁、完整和准确检索的心理需求,必将成为图书检索发展的必然趋势。然而,电子检索系统的完善是一项长期工作,图书馆需要投入大量的时间和资金。当然,改良的检索系统能够实现比传统文件目录更详细、更准确的检索效果,显著缩短用户的访问时间,提高图书馆工作效率。以上修改能否通顺并符合审校要求,请您判断。

（三）与相关单位建立联合目录

建立联合目录是多个图书机构或相关文化机构合作收集图书的重要策略。通过馆际合作,我们能够打破资源在区域和部门之间的限制,推动信息资源的共享,并促进区域性信息资源中心的建设。这样一来,用户就不必在不同的图书馆之间奔波,既节省了时间、精力,也省下了金钱。为了让公众能够更加便捷地使用这些图书资源,我们应根据藏书和社会需求,编制一些通用图书目录,覆盖不同主题的图书。

目前,联合目录的建立和馆际合作主要限于同类型的馆舍之间,比如图书馆与图书馆之间的合作。实际上,档案馆、博物馆、纪念馆等文化单位所储藏的资料对于图书馆和图书用户来说具有非常重要的实用价值。因此,我们可以尝试与这些单位开展跨界合作,建立跨系统的联合目录,进一步丰富图书馆的馆藏资源,扩大公众对图书资源的利用范围。特别是一些档案馆收藏的革命历史图书资料,以及博物馆珍贵的文物资料等,都可以纳入联合目录之中。

这样一来,公众就可以更加全面地了解和利用这些宝贵的文化资源,无论是研究还是娱乐需求都能够得到满足。建立联合目录不仅能够提高图书资源的利用效率,也可以促进不同文化单位之间的合作交流,推动整个文化事业的发展。因此,我们应积极探索并倡导联合目录的建立,为公众提供更多更好的图书资源服务。

(四)注重利用反馈,建立一套完善的评价机制

反馈是指用户在使用图书后,对利用过程、效果满意度以及所得体验和意见的总结。图书馆可以通过问卷调查等方式搜集用户的反馈信息,并以大量的数据为基础,分析一段时间内的图书信息服务效果,归纳出存在的问题和不足,为进一步发展图书信息资源的开发与利用提供依据。因此,图书馆要提供更高效、更高质量的图书信息服务,就必须有效搜集图书利用的反馈信息。

通过对用户反馈信息的搜索和分析,我们可以追踪和调查用户从使用图书中获得的好处,对投资部门的支出进行量化和比较,从而建立一个更合理的评估图书使用效益的机制。这样,相关部门就能采取相应措施,适应并有效控制未来图书信息资源的发展方向和实力,确保图书信息资源开发利用的持续发展。

通过建立一套完善的评价机制,图书馆将能更加精确地了解用户对图书信息服务的满意度和需求,不断优化自身的服务品质。同时,根据用户的反馈意见,改进图书选择、推荐和购置流程,提升读者体验和参与度,进一步提高图书信息资源的有效利用率。只有充分倾听用户的声音并采纳他们的意见,图书馆才能持续提升自身的竞争力,为读者提供更加优质的服务。

第五章 "十四五"规划下医院图书馆发展前景展望

一、"十四五"规划与医院图书馆

在2021年3月11日,第十三届全国人民代表大会第四次会议通过了有关国民经济和社会发展第十四个五年规划和2035年远景目标纲要的决议。随后,新华社于12日正式发布了《国民经济和社会发展第十四个五年规划和2035年远景目标纲要》的全文。纲要中提到,要积极推进公共文化场馆免费开放与数字化发展,其中包括公共图书馆、文化馆、美术馆、博物馆等。此外,纲要还鼓励积极发展在线课堂、互联网医院、智慧图书馆等,支持高水平公共服务机构向基层、边远地区和欠发达地区对接,扩大优质公共服务资源的覆盖范围。纲要明确指出,在新时代的卫生与健康工作中,预防工作应放在主要位置,而不仅仅将治病作为重点,以实现以人民健康为中心的转变。根据纲要的描述,医院图书馆在"十四五"期间的主要任务是持续推进图书馆的数字化进程,并探索智慧医学信息服务,为医学科技创新提供支持和保护。

"十四五"规划的提出为公共文化产业与医疗行业注入了新的动力,同时也提出了新的要求。作为一家具备文化服务和医药健康双重特征的医院图书馆,在政策背景下需要紧紧抓住发展机遇,并努力克服发展过程中面临的挑战。

(一)"十四五"规划带给医院图书馆的发展机遇

1.国家规划与政策层面的支持为医院图书馆的发展奠定了坚实基础

(1)医改与健康中国

2017年,习近平总书记在党的十九大报告中提出了健康中国战略,旨在为人民群众提供全方位全周期的健康服务。其中,深化医药卫生体制改革和健全现代医院管理制度被视为重要举措。2020年7月,国务院办公厅发布了《关于深化医药卫生体制改革2020年下半年重点工作任务的通知》,进一步对健康中国行动的实施提出了更高的要求和目标,特别是在医药卫生改革方面。在"十四五"时期,全面深化医疗健康事业改革、推进中国特色社会主义建设成为关键任务,同时也是优化卫生健康事业体系、促进卫生健康事业全面、协调、可持续发展的重要时期。而为了实现"健康中国战略",提升医学科技创新和医学信息服务水平显得尤为必要。此外,在中国医学科学院建院60周年贺信中,习近平总书记提出了建设"国家医学科技创新体系核心基地"的要求,这也将成为医学图书馆服务于国家医学科技创新和医疗健康工作的根本任务[25]。

与此同时,在"十四五"时期,我国将开启教育现代化建设的新征程,大型医院作为承担部分医学生教育职能的机构,其图书馆的发展也需要与专业教学和科研的发展相适应。

早在2011年,三级综合医院评审标准就明确将医院图书信息的管理与服务作为重要标准之一,要求医院根据自身的管理、服务和教研需求,有计划、有重点地收集国内外相关专业文献信息,并以多元方式开展全方位的读者服务,提高医院文献信息的利用程度。从规范的角度来看,国家对医院图书馆的要求可见一斑。

（2）公共文化政策与法治体系

我国政府高度重视公共文化事业,并特别关注图书馆事业。习近平同志在2019年9月8日的国家图书馆建馆110周年前夕,对图书馆事业作出了重要论述[26]。自2005年党的十六届五中全会以来,我国与图书馆事业相关的政策和法律制度不断完善。相继出台了《关于加强公共文化服务体系建设的若干意见》《关于加快构建现代公共文化服务体系的意见》《国家基本公共文化服务指导标准(2015—2020年)》等政策文件,为图书馆事业的发展提供了政策保障,推动了公共文化服务体系的建设进程[27]。在全面依法治国战略的指导下,我国于"十三五"时期颁布了《中华人民共和国公共文化服务保障法》和《中华人民共和国公共图书馆法》,形成了公共图书馆事业发展的基本制度和基本规范,夯实了法治基础。《公共文化服务保障法》起到了整体综合性、全局指导性和基础性的作用;《公共图书馆法》是我国第一部推动公共图书馆事业发展的专门法律,对图书馆行业具有积极影响。虽然该法律不适用于医院图书馆,但作为图书馆领域的第一部正式法律,对图书馆行业的管理和长远发展产生了重要影响,为公共图书馆事业的进一步发展提供了支持。

"一带一路"合作倡议于2013年提出,旨在复兴历史上的丝绸之路,联结各民族和大陆。这为各行业的发展提供了机遇,前提是各国之间的紧密交流与合作。医院图书馆作为医院内的文化机构,在医院交流和文化融合方面发挥着重要作用。"一带一路"倡议的"走出去"有助于拓展医院图书馆的服务范围、内容和活动形式,充分发挥医院图书馆的特色。

(3)国家区域发展战略

自新中国成立以来,国家一直将区域发展作为重点关注的领域。2020年政府工作报告中再次强调了推广京津冀、长三角、珠三角等地区取得显著成就的发展模式和经验的重要性。目标是通过东部地区的先行发展,带动西部、东北和中部地区的协同繁荣,并深入推进协同发展态势,实现长江经济带的全面保护。

图书馆领域的联合发展起源于1957年国家出台的《全国图书协调方案》,该方案旨在统筹国内各地图书馆之间的协同发展,建立南北两个全国性中心图书馆和九个地区性中心图书馆。然而,由于法律和技术方面的限制,我国图书馆跨区域发展模式进展缓慢。幸运的是,最近国家层面提出的区域发展战略为图书馆间的跨区域联合发展提供了机遇。特别是在"十四五"时期,这是图书馆通过联动服务、资源配置等方式建立长期合作机制,以全面提升其服务能力的关键时期[66]。

2.经济形势的繁荣与卫生事业收入的上涨为医院图书馆发展提供了保障

(1)国内经济的持续繁荣与社会意识责任的提升

改革开放以来,中国经济在克服重重困难的同时取得了持续繁荣,成为世界上主要的经济体之一。经济规模不断扩大,近十年间保持良好发展势头。与此同时,国家对文化事业投入的经费也逐年增加。从1979年至2018年,我国文化事业经费投入年均增长14.3%,而到2019年增幅更是达到了22.5%。尽管近年来全球经济面临多方面因素的不稳定,中国经济也面临压力下行,但我国政治稳定的支撑作用使得中国经济呈现出高度的韧性,整体发展依然良好。这为我国图书馆等文化事业提供了坚实的经济基础。

与经济发展相伴随的是,我国部分企业和企业家的社会责任意识不断提升。根据《财富》杂志统计,2020年有124家中国企业位列世界500强榜单。与此同时,一些企业家的担当与情怀也得到激发,他们逐渐从"企业家"转变为"慈善家"。根据《2019胡润慈善榜》公布的数据显示,我国慈善家年度捐赠总额达到225亿元,114位慈善家的捐赠金额超过2000万元。这无疑显示我国企业和企业家已经具备了自觉承担社会责任的意识和能力。在"十四五"时期,随着这种趋势的进一步明朗化,公共文化事业如图书馆和教育行业如学校将成为最大的受益者。

(2)卫生财政核拨与收入的增长

随着经济水平的提升,政府对卫生机构的财政拨款呈现增长势头。根据《中国统计年鉴2020》的数据,2016年至2019年的四年间,每年政府在卫生领域的支出增长了1000多亿元。《中国卫生健康统计年鉴2020》的数据显示,政府每年向医院拨款的金额也在逐渐增加,平均每家综合医院的拨款金额约每年增加500万元。与此同时,随着人们健康意识的提高和社会保障的加强,他们对医院的认可度也日益提升,就医意愿不断增强,这也使得医院的事业收入持续增长。2019年,平均每家综合医院的事业收入达到了4.3亿元,其中医疗收入约占4.28亿元,相比2018年增加了5000多万元。同年,三级公立医院的平均事业收入为8.6亿元。

尽管医院的资金主要用于医疗等业务活动,而划拨给图书馆等行政职能部门的资金比例很小,但随着医院资金规模的扩大,图书馆可以获得的资金总额自然会增加,为医院图书馆的发展奠定了一定的经济基础。

3.社会健康信息需求的持续增大为医院图书馆发展营造了合适的环境

(1)公共服务需求激增

随着我国人均国内生产总值的迅速增长,社会对于各层次、多样化公共服务的需求也呈现出爆发式增长,对产品和服务的质量提出了更加严苛的要求。尤其是公共服务需求井喷,成为当前的一大特征和趋势。自二十一世纪以来,在实施文化惠民工程的过程中,各级图书馆积极参与,为构建公共文化服务体系作出了重要贡献。图书馆已经成为推广公共文化资源和服务的重要力量。面对公共服务需求的激增,图书馆需要加强基础设施建设,尽快实现智能化和网络化,以适应居民文化消费需求和潮流的变化,实现资源的多元化、精细化组织和便捷的集成服务。

(2)健康信息素养教育亟待普及

人工智能、大数据处理和云计算的广泛应用,已经将我们带入了数字化社会环境,从而进入了数据时代。在这个时代里,不同深浅的信息影响着我们的生产和生活。尤其是在网络环境中,关于健康的信息真假难辨,给予网络寻求帮助的患者带来方便的同时,也增加了很多麻烦。信息过载和虚假信息的愈发严重引发了一系列社会治理问题。而图书馆作为一个可信赖的信息源,具备了保证民众对信息真实性的信任度,因此在信息普及和信息素养教育方面具备了天然的优势。

在这个数据时代,公众的信息素养将会极大地影响他们的生存能力和生活质量。特别是在"十四五"期间,搜寻和辨别正确健康信息的能力变得尤为重要,因此公众急需提升自己的健康信息素养。这一需求的迅速增长有助于推动医院图书馆参与信息素养教育事业,并开展面向文化水平、信息能力和法律意识相对薄弱的低收入人群的工作。通过拓宽业务范围,这些图书馆可以为患者及其家属以及普罗大众提供接受健康信息素养教育的机会,提高他们通过网络获取、辨别和利用信息的能力。

(3)全民阅读

在截至2020年的时点上,"全民阅读"这一概念已经得到政府工作报告的连续七年的重视,并且正在逐渐在国内社会中形成一种普遍的趋势。新一代阅读工具如手机、电子书和平板电脑,以及微信、抖音、喜马拉雅等社交和阅读平台的出现,给阅读带来了巨大的变革。这种阅读革命打破了传统纸质阅读方式的时空限制,为"全民阅读"营造了良好的氛围。根据2021年4月23日发布的第十八次全国国民阅读调查结果显示,在2020年,我国成年国民各种媒介的综合阅读率达到81.3%,比2019年增长了0.2个百分点。其中,图书阅读率为59.5%,较2019年增长了0.2个百分点;数字化阅读方式(通过网络、手机、电子阅读器和平板电脑等途径)的接触率为79.4%,比2019年增长了0.1个百分点。可以看出,目前已经基本实现了"全民阅读"的目标,在社会范围内创造了良好的阅读环境,有助于提高公众对图书馆的认可度,并为图书馆的长期发展创造了有利条件[28]。

4.高新技术的发展与成熟为医院图书馆提供了强大的工具支持

(1)图书馆的智能化改革

在知识传播的过程中,图书馆担负着重要的中介角色。引入人工智能、知识图谱、数字人文、大数据分析等高新技术和应用理念,给图书馆的管理、运营和服务提供了新思维和指导,推动了图书馆内部调整和服务创新的步伐,使其不可避免地迈向智能化改革的道路。图书馆的信息传递、知识生产和文化传播的场景和模式都发生了巨大变化。预见到信息集成度和泛在性的提高、数据管理和利用效率的提升、信息之间关联和因果本质的揭示以及图书馆管理和服务向数据化和智能化的转变等变革。

在"十四五"时期,图书馆实现智能化转型的关键时期。在政策、技术和环境等多方面的作用下,图书馆的转型步伐必然加快,从而促进了整个图书馆行业的发展。这使得图书馆在要素体系、运行方式、工作流程和支持体系等方面展现出与时代背景和要求相适应的新特点。

(2)医疗健康大数据的推动力量

在科学技术与医学领域迅速发展的当下,生命科学、生物医药等相关学科之间交叉融合的趋势越发明显。医学的研究和实践在横向和纵向上都得到了极大的拓展。随着大数据时代的来临,医院通过其管理信息系统以及各个业务信息系统(例如实验室信息系统、医学检验系统、医学影像系统等)所积累的海量数据已经成为一项重要的战略性资源。根据中国政府的规划,健康医疗大数据被列为关注重点,并要求进行大量的基础研究工作以构建应用体系。随着智慧医疗的提出和实施,医院的业务信息系统和管理信息系统也需要相应地升级和调整,所积累的数据资源将发挥出重要的战略价值。当前,由颠覆性技术所催生的高精度、高密度的数据科研范式已成为生物医学领域的基本准则,而医疗健康大数据的推动力则成为未来的"十四五"时期以及之后生物医学领域创新发展的关键要素。

医疗健康大数据的推动力量能够加快科研和知识发现的速度和进程,同时也促进健康信息的传播。在这个环境下,医疗业务、医保支付以及医药流通等不同系统之间碎片化信息的规范化语义组织,健康数据采集中的多传感器和智能终端,处理整合过程中非结构化和多元异构模式的挑战,以及海量动态数据的学习、推理、预测和知识发现,都为医院图书馆的发展创造了机遇。因此,医疗健康大数据的驱动力将在"十四五"时期以及之后的一段时间成为生物医学领域创新发展不可或缺的关键元素。

5.公共图书馆应对新形势的先进经验为医院图书馆的发展提供了参照案例

公共图书馆的先进经验为医院图书馆的发展提供了参照案例。随着"互联网+"环境的到来,新技术和管理模式不断涌现,打破了各行业之间的壁垒,同时也给公共图书馆带来了跨界合作的机会。然而,这种跨界合作也对公共图书馆的生态形成了猛烈的冲击。

为了应对其他行业对其领域的挑战,公共图书馆采取了一些积极的措施。其中一项重要措施是与书店合作,通过"你点书我买单"的方式进行馆藏建设和资源服务。这种合作模式通过重新组织图书馆的业务流程,将读者参与馆藏资源的建设,并将书店纳入图书借阅服务的流程中。此外,公共图书馆还将服务范围拓展到咖啡馆、花店、菜场、医院、地铁站、饭店等场所,以缩短图书资源与用户之间的距离。

这些公共图书馆在应对新环境下的措施对医院图书馆的发展具有借鉴意义。在"十四五"期间,医院图书馆可以学习公共图书馆的经验,将服务拓展到门诊、科室和病房等内部空间中。此外,医院图书馆还可以积极主动地寻求与其他行业和机构的合作机会,特别是与出版社、书店和数据供应商的合作,重新评估医院图书馆与他们之间的关系,探索新的服务模式和业态。

通过借鉴公共图书馆的先进经验,医院图书馆可以在新形势下实现更好的发展,为医疗机构提供优质的信息资源和服务。

(二)"十四五"规划下医院图书馆发展面临的挑战

1. 技术的颠覆性变革对医院图书馆的适应能力提出了更严格的要求

医院图书馆面临着技术颠覆性变革所带来的更加严峻的挑战。在人工智能时代,各类搜索引擎不断完善功能,使得信息的准确性与权威性得到修正,并对传统图书馆的信息服务功能产生了冲击,进一步削弱了图书馆在信息检索方面的地位和作用,甚至引发了关于"图书馆消亡"的担忧。牛津大学在2015年的研究中曾指出,"图书馆员"是未来可能被人工智能取代的职业之一。

因此可见,互联网和通信行业的信息技术革命不仅加速了医院图书馆的智能化进程,也推动了医疗健康大数据的产生,为医院图书馆在"十四五"期间的发展提供了机遇。然而,这种发展机遇必然伴随着一定的门槛,医院图书馆只有迅速适应技术的颠覆性变革,才能应对由此带来的困难和阻力,并抓住变革所带来的机遇。

与公共馆和高校馆相比,我国的医院图书馆在整体建设与业务开展等方面还存在较大差距,对技术层面的冲击尤其严重。目前国内医院图书馆的数字资源平台虽然属于先进形式,但核心业务并未真正实现智能化和智慧化。这种落后的技术适应和应用水平将对医院图书馆在"十四五"期间的发展产生巨大阻力。

首先,需要意识到技术的进步不仅带来了挑战,同时也为图书馆的升级提供了机会。明智的策略和合理的利用可以缓解技术变革带来的短期困难,并为长远发展铺平道路。国际图书馆联盟在其2017年更新的趋势报告中反对了"反图书馆"的观点,认为在互联网时代,图书馆仍然具有重要价值,甚至会随着"反图书馆"的兴起而变得更加有意义。然而,前提是图书馆必须"拥抱技术创新"并"跟上技术变革的节奏"。图书馆应当充分利用新技术,开辟新的发展路径,创造新的发展空间。

其次,技术的迅速进步促使图书馆需要预测那些可能对公共图书馆产生重大影响的技术趋势,并探索其应用的可能性。非营利组织新媒体联盟致力于预测文化、教育等领域新兴技术的发展趋势,并每年发布《地平线报告》针对高等教育、基础教育、图书馆、博物馆等不同领域。这些技术趋势分析报告为我们提供了引领未来公共图书馆发展,探索技术应用的思路。

因此,公共图书馆必须深刻认识到技术变革给图书馆带来的挑战与机遇,持续深入技术领域,提前部署并推动前沿技术在图书馆中的应用,实现文化和科技的深度融合发展,确保在科技快速发展的潮流中不被淘汰。

2.用户需求的变化要求医院图书馆调整优化其服务内容与形式

医院图书馆应将"用户至上"作为工作的核心理念,认清不同用户群体,并明确用户需求变化对医院图书馆发展的影响。

医院图书馆的用户主要包括院内职工和患者及家属。随着社会的进步、人们生活水平的提高以及院内职工个人发展意愿的增强,医院图书馆用户的需求发生了重要变化。

首先,用户要求医院图书馆提供更高质量的服务。当前我国社会所面临的主要矛盾是美好生活需求与不平衡不充分的发展之间的矛盾。在为患者及其家属提供服务时,医院图书馆具备类似公共图书馆的属性,此类用户更加关注服务质量,而非服务的存在与否。他们对信息获取的便利性、空间舒适度、服务体验性和针对性等方面有更高的要求。

其次,院内职工教育和终身学习需求要求医院图书馆提供更具针对性的服务。在知识与信息时代,社会的发展程度很大程度上取决于教育水平和创造力。这就需要社会各界人士具备终身学习能力和意识,并实践之。特别是在医疗行业,面对快速变化的现实和行业形势,终身学习变得尤为重要。

作为医院内与教育密切相关的部门,图书馆需要充分发挥作用,为院内职工的终身学习提供支持。例如,在场所方面,图书馆可以营造充满学习氛围的空间,给有继续教育需求的员工提供学习场所;在资源方面,根据用户的教育需求,为他们提供专业的、个性化的文献和信息资源服务。

3.医院图书馆资源建设的不足限制了医院图书馆服务拓展的进程

随着医疗水平的不断提高和医学科研成果的增加,中外文数据库资源得到了持续扩充。然而,这也导致了资源订购成本的不断上升,给医院图书馆造成了巨大的压力。根据采购经费的限制,医院图书馆只能有选择性地购买与强势学科和专业相关的文献资源。同时,受到"数字化可以替代一切"观念的影响,医院图书馆对纸质出版物的需求进一步减少,这导致了书刊订购经费的进一步削减。因此,经费预算对馆藏质量产生了严重影响,并且非强势学科的文献资源变得难以获得。这种情况严重降低了医院图书馆向内部提供的服务质量,对医院图书馆乃至医院的长期发展都不利。

4.医院图书馆人员结构的不合理制约发展步伐

医院图书馆数字化建设已经完成,这带来了一系列电脑和手机双端构建、维护、更新和后台监管等任务。这增加了医院图书馆工作人员的工作压力,要求他们不仅要完成传统工作,如图书文献采购、阅览室和书库管理,还要负责处理上述数字图书馆管理工作。与此同时,在智慧图书馆的大环境下,医院图书馆还需要提供个性化服务,包括查新、定题服务和文献编译,这对馆员的资源检索能力、外文水平以及医学知识储备提出了更高的要求。

然而,由于岗位编制少、人员流动缓慢,医院图书馆很难引进新人才。另外,由于多数领导认为医院图书馆是一个无需专业能力的"清闲"部门,其编制岗位常常成为家属、子女或即将退休人员的"养老"安置地。医院图书馆的这种人员结构缺乏专业素质,严重阻碍了其在"十四五"时期的发展步伐[29]。

二、"十四五"规划下医院图书馆发展前景

(一)服务空间多元化

在过去的"十三五"时期,中国的图书馆事业取得了显著成就,包括法治化、

标准化和体系化建设。随着一定程度的空间再造,图书馆的空间职能已经从以"图书"和"阅读"为中心的信息共享空间转变为以"空间"和"交流"为核心的学习空间、知识空间和创客空间。同时,在多种因素的协同作用下,国民阅读需求进一步提高。因此,通过满足读者需求,打造具有多元化特色的图书馆空间,将有助于实现图书馆为读者提供交流、学习、休闲娱乐等服务的价值,并成为"十四五"时期图书馆的主要任务和重要前景。

在"十四五"时期,图书馆应该以"第三空间"理论为指导,将图书馆视为一种"场所",重视其创造和交流知识的职能,并将图书馆空间视为一种可开发和利用的资源。

参考蔡思明等人对公共图书馆阅读空间的定义,我们可以将医院图书馆的服务空间定义为由医院图书馆主导,面向病人的阅读推广和面向工作人员的信息服务为目的,提供个性化的信息资源或信息服务,以及用户之间流畅交流和互动的实体或虚拟空间。

当前,主流的图书馆空间包括以创新和创造为核心的创客空间,文化展示和交流为核心的多元文化空间,以及以知识学习和互动为核心的学习空间。

优质的多元文化空间服务可以帮助患者及其家属缓解焦虑和紧张情绪,调节心情,并促进临床科室中诊疗活动的顺利进行。新的病因、疾病和体征的出现促使医疗行业从业者不断创新治疗技术、方法和方案,而创客空间则有助于激发医疗从业者的创造力。此外,医院还与医学院合作作为教学场所或实习基地,承担培养临床、护理等专业技术人员的职责。相关专业的学生对学习的需求强烈,医院图书馆应根据医院科教处、规培办以及医学院的工作安排,为就读相关专业的学生提供相应的学习空间。因此,在"十四五"时期,医院图书馆应努力实现空间的多元化。

(二)内外馆际一体化

1.多院区图书馆一体化[30]

随着民众对医疗需求的不断增长,医院的医疗水平和整体实力也在不断提高。为了满足需求,许多医院开始扩大办院规模,并通过各种方式在原址、附近甚至异地建造新的院区,形成了一大批多院区医院。然而,一院多区的组织形式对医院图书馆的服务对象、场地以及模式提出了更高的要求。

与高校图书馆和公共图书馆相比,医院图书馆的多院区模式发展较晚,其多馆制管理制度和模式尚不成熟,并且缺乏有效的建设管理方案。因此,我们需要通过统一的管理制度和模式来实现多院区医院图书馆的馆际一体化。

首先,应由卫生健康部门牵头,邀请医院图书馆学会、协会等相关组织参与,共同制定多馆式医院图书馆的管理制度。在制定过程中,可以广泛吸纳公共图书馆和高校图书馆界对总分馆建设、管理和运营方面的意见、标准以及法律约束的先进经验。同时,需要区分医院图书馆与公共馆和高校馆之间在资源建设条件、行政管理等方面的差异,只采纳与医院图书馆实际情况相适应且成熟的制度和标准。在明确方向、统一标准的前提下,建立多馆制医院图书馆自身的管理制度。

然后,各院图书馆在基本遵循管理制度的前提下,制定符合本馆实际发展需求的管理细则,以促进多馆制医院图书馆管理、服务等各项工作的协调顺畅,平衡各院区图书馆的发展状况和服务能力。

根据以上措施,我们将能够改进医院图书馆的运营和管理,在多个院区提供优质服务,并满足不断增长的医疗需求。因此,在医院院区分布情况下,选择适合的图书馆建设管理模式,快速实现多院区间图书馆的一体化,是"十四五"期间医院图书馆事业亟待解决的问题。为此,我们提出了以下新的管理模式:

首先,引入"总馆—分馆"模式,这是目前高校图书馆与公共图书馆中最有效的多馆一体化管理模式。根据医院图书馆的实际情况,可以将这一模式进一步细分为三种类型。第一种是"直管式"模式,由具备丰富资源和管理经验的总馆直接负责各分馆的工作;第二种是"协管式"模式,总馆仅负责指导、培训分馆的文献资源建设和服务工作,不参与分馆的事务管理与决策;第三种是"分级式"模式,即总馆制定目标和计划等重要决策,同时监督分馆的工作,而分馆根据自身情况制定执行计划并实施。

其次,提出了"总馆—虚拟分馆"模式,适用于未在分院区设置图书馆分馆或只设置了部分分馆的多院区医院。在这种模式下,总馆可以委派专职人员或第三方,在网络平台上建立虚拟分馆并维护其运行。虚拟分馆不仅可以通过链接将总馆的电子资源和线上服务提供给本院区用户使用,还可以为未来实体分馆的建设奠定基础。

最后,提出了"馆间合作"模式,适用于难度较高的多馆制医院图书馆。各分馆可以建立联合工作委员会或小组,负责统筹规划各馆的工作计划和重点,制定统一的规章制度,优化各馆的功能布局和文献资源建设。同时,通过开发读者权限、制定异地借阅规则等方式,最大限度地确保各院区读者能够享受到各馆的服务。

以上改进措施将有助于实现医院图书馆的更好运营和管理,提供高质量的服务,并满足不断增长的医疗需求。根据医院院区分布情况,选择合适的图书馆建设管理模式,快速实现多院区间图书馆的一体化,是我们在"十四五"期间急需解决的问题。

2.对外合作(与高校、公共馆、其他医院图书馆合作)

医院图书馆的采购和馆藏资源非常专业,但由于经费限制,缺乏对非医学类图书的投入,这导致难以满足本馆读者,尤其是患者读者对非医学信息的需求。为了降低采购成本、提升服务水平,建立图书馆联盟是当前图书馆学界和业界,特别是高校图书馆所采取的一项措施,并具有很大的发展前景。医院图书馆可以借鉴高校图书馆的发展模式,与其他医院图书馆、公共图书馆和高校图书馆合作,共同组建图书馆联盟。上海交大医学图书馆联盟和上海复旦大学医学图书馆联盟等都是在这方面进行的尝试。图书馆联盟有助于实现医院图书馆与外部图书馆之间的无缝连接,联盟成员可以共享各种资源。同时,在联盟内部举办的培训会议或研讨会可以提升馆员的工作能力和水平。图书馆联盟的成立将在医院图书馆的发展中发挥重要的作用。

(三)医患机会均等化

医患机会均等化是十九大所明确的目标之一,即要实现"基本公共服务均等化基本实现"。作为图书馆行业的一部分,医院图书馆在"十四五"期间应将医患获取图书信息服务的机会均等化视为重要目标。

实现图书信息服务的均等化也是应对乃至解决我国当前面临的社会主要矛盾——人们美好生活需求不断增长与发展不平衡不充分之间矛盾的重要举措。

自"十三五"规划以来，图书馆一直坚持均等化原则。均等化即平等和包容，即为所有群体提供平等的服务，满足他们的阅读需求。特别对于医院图书馆而言，其服务范围仅限于医院内部，服务对象主要包括医院工作人员、患者及家属，其中以院内职工为主要服务对象。然而，某些医院将图书馆命名为"职工图书馆"或设有进出限制，这种做法造成了对患者及家属的一种"侵犯和侮辱"，导致阅读服务的不平等。因此，在医院图书馆中，应当建立一个平等、包容的阅读空间，为所有群体提供平等的阅读机会和服务，即应为住院治疗的患者和家属开辟公共阅读空间，提供阅读服务。

（四）管理服务智能化

在"十四五"规划中，延续了"十三五"规划对高新技术在各领域应用的重点关注。而最近出现的人工智能和5G等技术在图书馆的管理和服务中展现了卓越的性能和潜力，为图书馆的智能化管理和服务打造了适合的环境。

近年来，数字化、网络化和智能化是各行业经常提及的概念。随着科技的发展，各行业的数字化、网络化正在逐渐实现，而智能化则受到技术水平的限制一直未能全面实现。然而，最近出现的5G技术大幅提高了网络传输速度，而迅猛发展的人工智能技术也极大地提升了机器的智能水平和信息处理能力，为图书馆的智能化管理和服务提供了强有力的支持。

人工智能和5G等高新技术在图书馆领域的应用，有助于创新和扩展多样化的阅读场景，丰富了阅读体验。目前国内的公共图书馆和高校图书馆已经开始一些实践，例如5G新阅读体验中心、人脸识别进馆、无感刷脸借书、VR体感游戏、智能图书盘点机器人、全智能化24小时自助图书馆、热感成像测温仪、自助文献消毒机、手机端的"智慧条码"服务平台等。

尽管图书馆对智能技术的应用逐步成熟，但其智能化发展还呈现碎片化、局部化和随意化的趋势。因此，在"十四五"时期和2035远景目标的发展中，需要

"尽力而为","量力而行",克服当前智能化发展中的不足。将碎片化的人工智能技术应用转变为系统化和流程化的,并以多室一体系统、多库一平台为发展思路,提高图书馆的管理和服务的智能化水平,在"十四五"时期实现智能化总体战略构想,以实现2035远景目标。

(五)馆舍设施绿色化

绿色发展是当前中国甚至全球的重要发展战略。2012年,生态文明建设就被党的十八大纳入了中国特色社会主义事业的"五位一体"总体布局,并写入了党章。此外,人与自然的和谐共生被认定为新时代坚持和发展中国特色社会主义的基本方略;"绿色"也被纳入新发展理念中,污染防治成为一项重要的攻坚战。这些政策上的安排都体现了党对生态文明建设的重视,新时代的生态文明建设是党和国家事业发展的重中之重。习近平总书记在2019年的讲话中提出了生态文明建设的五大追求理念,引领了全球"绿色"发展,也为图书馆界尤其是医院图书馆的"绿色化"提供了指导。

目前,"绿色化"的发展理念已经普遍融入各种建筑设计和设施元素中,在医院图书馆的建设中,"绿色"生态发展思想也成为了普遍共识。节水、节电、节能、节纸、垃圾分类等举措已经广泛实施,并已经取得了一定的效果。

在"十四五"期间,医院图书馆在推动"绿色"发展方面有着巨大的潜力。需要在现有的"绿色"生态发展基础上进行更广泛和深入的推进。建设更环保的建筑设施、实施更细化的垃圾分类、建立多库一体的图书馆数据库、推广具有深度的"绿色"主题阅读等都是医院图书馆可以采取的有效措施。

此外,借鉴2019年国家推出的《"无废城市"建设试点工作方案》,将先进的城市管理理念引入图书馆领域,将实现"无废图书馆"作为医院图书馆"绿色"发展的目标,将固体废物对环境的影响降至最低水平,成为一种"绿色"发展模式。持续参与推动绿水青山建设和人类可持续发展,让"绿色"发展这一具有全球意义的高质量发展不断融入图书馆的新发展元素[31]。

(六)网络现实安全化

图书馆一直以来都面临着严峻的安全问题,总体安全观包括传统安全问题和信息安全问题。传统安全问题主要涵盖水患、火灾、地震、盗窃、高空跌落预防以及设施故障等。另外,医院图书馆还需要关注患者读者健康监控的问题,必须采取严格的防范措施。近年来,全球各地发生了多起重要文化设施因传统安全问题而遭受重大损失的事件,这对我国公共文化相关领域各行业敲响了警钟,必须引起足够的警惕并做好提前准备。另外,还需要特别关注突发卫生安全事件,这些事件对图书馆界,尤其是医院图书馆的管理和服务连续性以及完整性造成了极为不利的影响。

此外,随着网络和智能技术在图书馆界的广泛推广和深入应用,信息安全领域的网络安全、数据安全以及读者个人隐私信息安全问题也日益成为图书馆关注的重中之重。

自2017年6月《中华人民共和国网络安全法》颁布实施以来,我国又于2021年6月和8月先后颁布了《中华人民共和国数据安全法》和《中华人民共和国个人信息保护法》。医院图书馆应当以这些法律为基本遵循和指导,积极主动地采取超前的全局思维和科学的预案设计,自信从容地应对各类安全问题。

三、"十四五"规划下医院图书馆发展战略

医院图书馆的发展战略是一项旨在指导集体行动的蓝图,在一段时间内起到重要的指导作用。它有助于突显医院图书馆的价值,赢得医院领导、职工以及社会各界的支持和认可,同时也促进形成一系列的价值指导和制度规范,从而为医院图书馆的充分发展提供保障。

图书馆发展战略的制定与实施是一个持续不断的过程,受多种因素的影响和限制。因此,在制定医院图书馆的发展战略时,需要从多个角度出发,综合考虑各种影响因素。

首先,要充分考虑医院图书馆的设立主体和主要服务对象的基本要求,即医院和院内职工的需求。我们需要及时捕捉到在不断变化的政治、经济、社会和技术环境下,医院和院内职工对图书馆发展的新期待和新需求,以提高整体服务效能。

其次,要明确医院图书馆的核心功能和使命,在如今纷繁复杂的时代背景

下,应确立准确的定位,制定丰富多层次的战略发展目标,并为每个具体目标赋予图书馆独特的价值和使命,以确保医院图书馆在发展方向和技术实现路径上准确无误。

最后,要综合考虑医院图书馆事业的发展规律和其他基本要素,利用图书馆的制度、政策、机制、经费、人员和资源等因素,在空间、服务、管理、合作和活动等方面确定具体的发展措施和策略,以确保发展战略能够顺利落地实施。

以上是关于医院图书馆发展战略的要点,只有充分考虑各种影响因素并制定出合理的发展措施和策略,才能确保医院图书馆实现更加充分的发展。

(一)联合发展战略

"联合发展"已成为当前国际图书馆界主流观点,采用这一方案是为了适应信息社会的快速变化以及应对所带来的种种不确定性挑战。国际图联提倡通过图书馆界的联合与融合,回应全球化进程日益加深所带来的挑战。在我国医院图书馆领域,实现联合发展成为十四五时期应对新挑战、抓住新机遇的重要发展战略之一。此举有助于各类型图书馆之间共建共享资源、提高信息获取效率、拓宽信息获取范围,从而提升服务效能。

特别是在大型综合医院数字图书馆建设显著成果和公共图书馆"十三五"期间快速布局以及技术条件日趋成熟的背景下,"十四五"时期实现更广、更深层次的联合发展已经具备了条件。

我们应在现有图书馆设施基础上积极促进城区或跨区域内医院图书馆与各类型图书馆的合作与联合。受国家区域发展战略的影响,区域协同发展在公共图书馆领域已经取得显著成效,如京津冀、长三角、珠三角以及粤港澳大湾区。这些地区的公共图书馆联合模式可为医院图书馆与各类型图书馆的合作提供先进经验和可借鉴之处。一旦医院图书馆加入庞大的图书馆联合体,便可以联合目录建设为核心,推动馆际互借和文献共享等联合服务模式,拓宽用户获取信息的范围。通过以上措施,我们将能够更好地适应变化快速的信息社会,并有效提升医院图书馆的服务水平。

(二)社会化发展战略

图书馆事业是一个社会事业,这意味着图书馆的建设需要全社会的协同合作,并且图书馆的服务应该面向整个社会。即使医院图书馆在职能、架构等方面与公共图书馆存在差异,但其作为"图书馆"的本质属性是不变的。除了按照医院自己的基本建设模式和服务方式进行发展,在"十四五"时期,还应走向更加社会化的道路。

特别是在当前互联网和信息技术飞速发展的背景下,社会的开放与融合促进了不同行业之间的交叉,图书馆也面临着来自多个行业的竞争压力。同时,社会环境的不确定性变化和经济发展中的压力也对图书馆产生了一定的影响。

因此,在"十四五"时期,以开放融合的理念为指导,实现社会化发展战略对于医院图书馆乃至整个图书馆界来说显得尤为重要。总体而言,医院图书馆的社会化发展战略至少应包括以下两个方面的内容:

首先是面向社会的发展战略。医院图书馆的服务对象不仅包括医护人员,还应该覆盖患者及其家属,即整个社会大众。因此,应以社会用户需求为核心,关注外部社会趋势,并基于此构建面向公众的服务体系。

其次是社会资源的全面整合。医院图书馆应通过与各种社会机构的合作建立起合作关系,并在空间、设备、技术和人才等各个层面上实现资源的整合,以实现更好的资源配置和社会化发展。

(三)技术引领的发展战略

图书馆事业是一个社会事业,这意味着图书馆的建设需要全社会的协同合作,并且图书馆的服务应该面向整个社会。即使医院图书馆在职能、架构等方面与公共图书馆存在差异,但其作为"图书馆"的本质属性是不变的。除了按照医院自己的基本建设模式和服务方式进行发展,在"十四五"时期,还应走向更加社会化的道路。

特别是在当前互联网和信息技术飞速发展的背景下,社会的开放与融合促进了不同行业之间的交叉,图书馆也面临着来自多个行业的竞争压力。同时,社会环境的不确定性变化和经济发展中的压力也对图书馆产生了一定的影响。

因此,在"十四五"时期,以开放融合的理念为指导,实现社会化发展战略对于医院图书馆乃至整个图书馆界来说显得尤为重要。总体而言,医院图书馆的社会化发展战略至少应包括以下两个方面的内容:

首先是面向社会的发展战略。医院图书馆的服务对象不仅包括医护人员,还应该覆盖患者及其家属,即整个社会大众。因此,应以社会用户需求为核心,关注外部社会趋势,并基于此构建面向公众的服务体系。

其次是社会资源的全面整合。医院图书馆应通过与各种社会机构的合作建立起合作关系,并在空间、设备、技术和人才等各个层面上实现资源的整合,以实现更好的资源配置和社会化发展。

(四)可持续发展战略

自 2023 年起,"可持续发展"已经成为全球共识,并受到联合国的特别关注。联合国制定了《变革我们的世界:2030 年可持续发展议程》,将可持续发展作为全球和全人类的共同目标,其核心思想主要包括促进繁荣、增加经济机会、提升社会福祉和改善环境保护四个方面。为了实现这一议程,各行业都需要积极将自身发展与 2030 年可持续发展议程联系起来。在图书馆界,国际图联已经迈出了一步,成立了可持续发展工作小组,并制定了《所有人的渠道和机遇——图书馆如何促进联合国 2030 年议程》。这一议程为各国的图书馆界参与可持续发展目标的实施提供了理论和实践上的指导。可见,可持续发展战略已经成为全球图书馆界发展战略的核心。

因此,在我国图书馆界实现新时代高质量发展的过程中,落实并践行可持续发展理念是必然选择。根据图书馆协会对可持续发展战略的定义,可持续性要求一个组织或团体的实践在环境、经济和社会公平方面都是无害的和可行的。因此,在"十四五"时期,我们实现医院图书馆的可持续发展,首先需要构建公平的医院空间,消除医务人员和患者及家属在使用图书馆获取信息和知识方面的不平等现象,为处于弱势地位的患者及家属提供平等的服务与指导。其次,医院图书馆应充分发挥在教育层面的作用,为医生、护士、技师等有着持续学习和培训需求的医院内人员提供相应的支持。最后,在医院图书馆的建设、管理和服务过程中,我们还需要坚持绿色图书馆理念,在建筑方面采用清洁材料,最大限度地降低对自然环境的负面影响。以上是我国医院图书馆在实现可持续发展方面的具体要求和努力方向。

四、"十四五"规划下医院图书馆发展策略

(一)制定行业"十四五"发展规划

医院图书馆的"十四五"规划,是对未来五年内发展方向的关键把握,具有引领作用,是实现高效发展的重要支撑。因此,有必要由医院图书馆协会牵头,制定医院图书馆行业独特的"十四五"规划。这一规划将为医院图书馆的新阶段发展指明道路,并为其未来提供可持续的发展方向。通过协会领导的制定和推动,医院图书馆将能够更好地满足用户需求,提高服务质量,推动行业的进一步发展。

1.行业"十四五"的编制原则

首先,紧密融入医院与医疗事业的发展大局。医院图书馆的发展与医院乃至整个医疗事业的发展息息相关。因此,在制定医院图书馆行业的"十四五"规划时,要以促进现代化医院发展为目标,强调与医院以及整个医疗事业的发展相融合。

构建网络化、开放化、自主化的医院图书馆,能够长期支持医务人员的业务学习,从而推动医院的持续、健康和谐发展,提升医院在辐射范围内的核心竞争力。据统计,医学知识每年更新幅度约为10%,且呈增加趋势。在这种快速更新的背景下,医院图书馆应主动获取和整合有针对性的医学信息资源,提供最前沿的医药科研动态,为医院的科研、教学等活动提供强有力的知识支持。这将有助于提高医院的医疗、教学和科研水平,为医院政策制定和规划提供建设性意见,助力医院发展。同时,医院的发展也为医院图书馆提供了强大的发展动力。

其次,要找准定位,实施错位发展。目前,包括医院图书馆在内的图书馆事业面临着内外部的巨大压力。内部方面,技术的发展使得图书馆的资源组织和信息服务方式发生了巨大变化。虽然在转型探索的过程中涌现出一些创新成果,但由于定位不清晰等因素,这些成果对图书馆的服务影响有限,无法提升医

院图书馆在医院内部的作用和地位。外部方面,市场化的信息和知识生产加剧了信息服务行业的竞争压力,动摇了图书馆在传统信息服务中的中介地位,严重影响了图书馆价值的实现。

鉴于此,医院图书馆在"十四五"期间应分析总结其转型发展的宏观环境和目标任务,找准定位,在复杂的时代环境和竞争格局中打造核心竞争力,构筑起在医务人员和患者心中的发展"护城河",实现错位发展。以此来应对时代背景下医院图书馆的发展挑战,实践守正与实干创新的原则。[33]

2."十四五"规划应当具备的目标

"十四五"规划的目标应当包括医院图书馆在发展过程中坚持"立足传统、映照现实、适度超前"的方针,体现医院图书馆的独特价值。在编制"十四五"规划时,务必遵循以下两个核心目标。

首先,提升医院精神文化建设,增强社会认可度。

医院的社会认可程度与其医疗质量和精神文化状态密不可分。评审机构和社会公众对医院的评价反映出医院的社会认可程度,这是重要的衡量标准。除了承担主要职责外,医院各部门还应通力合作,提高医院自身的社会认可度。医院图书馆的基本职能是文化交流和信息传递,除了提供基础的图书和报刊服务外,还应提供思想教育和文化熏陶的服务。通过获取和提炼信息资源,医院图书馆可以帮助用户学习适合行业规则,并提高为人处世的能力。在"十四五"期间,医院图书馆应赋予多项延伸能力和功能,帮助院内员工和患者读者塑造思想观念和人生信念,并潜移默化地展示医院的文化和人文精神,体现医院的核心价值观,助力医院精神文化建设,提升医院在社会中的地位。

其次,推动医院事业的可持续发展,增强医院的实力。

医院的生存关键是其诊疗水平,这也是区域内医院竞争的重点。医院图书馆在"十四五"规划中的另一个重要目标是为医院长期可持续发展提供方向,并助力提升医院的诊疗水平,增强医院的实力。目前,医教融合趋势日益明显,许多医院承担医科大学或医学院的临床教学或实训职能。这种形式一方面有助于医院临床教学和科研能力的提升,另一方面也为医院提供了丰富的人才储备。

医院图书馆将在这一过程中发挥重要的积极作用,及时有效地提供各种信息资源。此外,在将最先进、最前沿的医学知识、观点、思路、技术和新成果应用于临床实践的过程中,医院图书馆也可以发挥重要作用。

3."十四五"规划的保障机制

医院图书馆"十四五"规划的制定与实施,还需要完善的保障机制。各项保障机制协同作用、相互促进,共同保障医院图书馆"十四五"规划制定与实施的顺利进行。

第一、组织机构的保障

医院图书馆的"十四五"规划应首先确立一个引领作用的行业规划。编制行业规划应由医院图书馆协会、卫生健康委员会等与医院图书馆相关的政府和社会组织牵头,综合考虑图书馆、医疗和管理等方面的经验和内容,同时关注各级医院从三级甲等综合医院到小型医院的差异情况。

在行业"十四五"规划的基础上,各医院还应根据自身实际情况制定具体的发展规划。首先,医院图书馆应以现有的人员构架为基础,成立医院图书馆"十四五"发展规划制定与实施领导小组。该小组的组长应为负责图书馆工作的院长或图书馆馆长,同时应吸纳医院图书馆现有馆员、院内职工读者、院外患者读者和社会团体人员共同参与本院图书馆发展规划的研究与编制。小组成员需分工合作,在规划实施过程中承担落实、检查、监督和审核等工作。

在设立规划制定与实施的组织保障机构时,医院需做好充分准备,包括投入大量人力、物力、资金和时间成本。同时,明确工作人员的责任,并制定相应的奖惩措施,以确保后续工作的有效实施和推进。

第二、政策落实与人员的保障

医院图书馆在拟定和实施发展计划时,应认真贯彻"健康中国战略"、"医疗卫生事业改革"等医药健康领域的政策要求,并参考《中华人民共和国公共图书馆法》和信息安全领域法律的相关规定,制定与政策相适应的计划,为图书馆未来的发展提供明确方向。同时,还需明确医院图书馆"十四五"发展规划不仅是医院领导和图书馆馆长的责任,而是全体图书馆工作人员的共同任务,需要广泛参与医院内各部门,进行分工并统筹合作,各自承担相应的职责。望审阅文稿是否流畅并符合审校要求。

第三、资源投入的保障

医院图书馆的"十四五"发展规划需要充分保障基础设施的建设和执行。首先,医院图书馆应根据自身发展和收益情况,预估全生命周期所需资金,并与院领导商议制定资金投入保障制度。纪委将监督专项资金使用,而财务科和审计科将负责审计工作,以确保资金真正用于图书馆发展,并为医院图书馆规划的执行落实提供充足的资金支持。

第四、沟通体系的保障

医院图书馆在制定和实施其"十四五"发展规划的过程中,需要建立流程沟通体系和平台,以确保工作顺利开展时的沟通交流。首先,医院图书馆需与读者之间进行沟通,通过入科室和线上沟通等方式,与职工读者和患者读者保持良好的沟通渠道,并广泛征求他们的意见。其次,医院图书馆需要与其他医院图书馆以及具有优势的高校和公共图书馆进行沟通和协作,特别是那些拥有强大资金支持的公共图书馆,它们可能已经取得了丰富的经验,医院图书馆可以借鉴他们的经验。最后,医院图书馆可以召开专家咨询会议,邀请专家学者到医院指导或通过电话咨询等多种方式,获得他们对医院图书馆发展规划的指导和建议,以不断完善和改进医院图书馆的发展规划。通过上述措施,医院图书馆能够与各方保持有效的沟通,使其发展规划更加顺利和完善。

4."十四五"规划的编制重点

在编制"十四五"规划时,医院图书馆应以资源、人员、服务和管理为焦点,借鉴公共图书馆领域的先进经验,以进一步丰富理论基础。

第一、资源节约

医院图书馆面临着突发卫生事件带来的严峻挑战,全球经济形势受到严重影响,医院业务也不例外。门诊和住院数量呈下降趋势,医院收益减少,导致本就资金紧张的医院图书馆面临更大的压力。因此,为了节约资源,医院图书馆需要制定科学合理的发展规划,建立起"节约型图书馆"。

首先,医院图书馆应加强与同行、公共图书馆和高校图书馆的沟通合作,共同应对数据商不断涨价的趋势。通过联合行动,医院图书馆能够更好地应对商业化数据服务商的垄断地位,避免资源采购成本的过高。

其次,医院图书馆还可以探索新的资源采购方式,在文献资源采购方面实现最小成本和最大收益的平衡。这包括寻找优质且价格合理的订阅服务供应商,利用技术手段提高资源利用效率,以及与其他医院图书馆分享资源,降低重复购买的情况。

在编制医院图书馆的"十四五"规划时,需要重点关注节约资源这一核心目标。除了加强沟通合作和采取更有效的资源采购方式外,还应注重推广数字化资源,减少纸质文献的使用量,提高资源利用效率。通过这些举措,医院图书馆能够更好地应对挑战,实现可持续发展。

第二、智慧团队

医院图书馆正面临着互联网信息技术迅猛发展的挑战,这些新型技术如云计算、物联网和人工智能,为图书馆的管理与服务注入了专业化的力量。同时,这也对图书馆员提出了全新的要求,需要他们承担更多的责任和业务。首先,医院图书馆员必须具备专业的信息管理技能,并将其与新媒体技术相结合,以实现信息资源的整合和潜在价值的挖掘,从而通过新媒体平台为读者提供个性化的服务。其次,图书馆员的服务创新能力必须与时俱进,团队组织机构应提供保障,不断提升馆员的服务理念、管理水平和专业技术,以提高其应对变革的能力和创新水平。因此,在制定医院图书馆的"十四五"规划时,应重点关注构建智慧团队这一核心要素。总之,医院图书馆面临的变化和挑战要求图书馆员不断适应和发展,确保图书馆能够持续提供优质的服务。

第三、服务延伸

在当下的社会背景下,用户获取信息的途径越来越多样化。为了吸引读者并提高自身竞争力,图书馆不得不关注读者需求的变化。因此,在制定医院图书馆的"十四五"规划时,必须考虑到用户的需求,提供更优质的服务。

传统的医院图书馆服务模式已经无法满足日益多样化和个性化的用户需求

趋势。因此,医院图书馆应该重视深入了解读者需求的情况,并扩展其服务范围,为用户提供多角度、全方位的信息资源服务。此外,医院图书馆在空间层面上应以互联网信息技术为基础,并依靠坚实的硬件设施,打造虚拟资源与实体资源相结合的智能化服务体系,以满足读者需求,实现线上线下结合。

因此,在编制医院图书馆的"十四五"规划时,必须将服务作为关注重点,并探索服务延伸的范围。

第四、开放合作

开放合作是各行业实现发展的必由之路。在制定医院图书馆的"十四五"发展规划时,我们要避免封闭自我,而是以资源和服务的共享为基本理念,积极开展资源建设和服务活动。我们应在资源、制度、理念和技术等方面与同行进行共建共享,不断完善图书馆发展体系。另外,我们还要紧跟互联网信息技术的发展进程,注重系统平台的研发和建设。我们可以与其他医院图书馆、公共图书馆和高校图书馆共同合作,建立线上服务共享平台,并形成医院或医学图书馆联盟,以提升成员馆的综合价值。通过互帮互助,我们可以增强彼此应对风险的能力。因此,在编制医院图书馆的"十四五"规划时,我们应重点探索开放合作的模式,并将管理作为一个重要的考虑因素来加以规划。

(二)团队建设

技术的广泛应用催生了医院图书馆全新的业态,这使得图书馆服务的转型势在必行。在数字环境变化的冲击下,图书馆通过改革和调整其传统工作状态来实现自我转型。医院图书馆的转型不仅要跟随技术进步的步伐,满足用户日益多元化的需求,还要遵循图书馆核心价值理念来引领行业技术应用,保障医院图书馆传统价值的发挥,实现传统业务与新技术应用的有机融合,从而在资源、服务、管理等方面完成技术转型。

医院图书馆的技术转型过程中,技术、馆员和用户之间的融合显得十分重要。因此,医院图书馆不仅要提高馆员和用户对于新技术应用的意识和积极性,还要坚持实现信息平等的核心价值。此外,馆员的职业能力、职业精神以及团队构成和建设水平对于医院图书馆的转型、发展速度和服务质量起到至关重要的作用。因此,在"十四五"规划时期,应采取一系列系统、科学的管理措施,重点加强医院图书馆团队的建设。

1.建设完善的医院图书馆馆员结构体系

为了适应时代的飞速变化,医院图书馆需要建立一套完善的馆员结构体系。当前医院图书馆的馆员年龄偏大,难以快速适应环境的变化。因此,应该优化馆员团队的年龄构成,增加年轻馆员的比例。近年来,随着教育水平的提高,年轻馆员具备较高的学历和综合素养。他们正值壮年,对于探索新知识具有很强的欲望,并渴望职业发展和实现自我价值。然而,年轻馆员也面临着阅历不足、工作经验不够丰富、职业规划不完善和人生观、价值观不成熟等问题。因此,图书馆需要创造良好的发展环境,构建一个完善的医院图书馆馆员结构体系,来保障馆员的职业发展,并为年轻馆员提供适当的指导和支持。

完善的医院图书馆馆员结构体系应该采用一个五层金字塔结构。第一层是辅助型馆员,负责图书馆的日常服务工作和完成常规任务。第二层是技能型馆员,负责图书馆技能岗位的工作和整体业务流程的完成。第三层是特色专业型馆员,负责图书馆各个特色专业服务工作,以保障图书馆的高效运作。第四层是专家型馆员,致力于研发各种领域的创新模式和技术应用,以保持国内领先地位。第五层是领军型馆员,带领图书馆不断开拓创新,冲击研究和服务的前沿。这种金字塔结构将以领军馆员为核心,以专家型馆员为骨干,以特色专业型馆员为中坚力量,同时包括技能型和辅助类馆员作为生力军。这样的体系符合人才成长规律,为年轻馆员的职业发展提供了基本的框架和方向。年轻馆员可以参照这个结构来规划和设计自己的职业生涯。这种结构体系充分考虑了年轻人才成长的客观规律,关注了年轻馆员职业发展的关键点。它可以帮助年轻馆员在业务、管理、科研和创新等方面全面提升能力,有助于提高医院图书馆人才培养的科学性和有效性,营造良好的人才培养环境。

2.执行规则合理、形式多样的人才招聘程序

人才引进对于图书馆解决人员结构问题以及优化人力资源管理至关重要,对于保障馆员团队的"新陈代谢"能力有着积极的作用。团队的人员构成应该具

备多学科背景,尤其对于医院图书馆而言,不仅需要具备图书情报专业背景的人员,还需要他们具备临床医学、统计学、语言类学科等专业背景,以便开展个性化信息与知识服务。

首先,常规化招聘是一个有效的引进人才的方法。在制定招聘条件时,医院图书馆应明确传达所需人才的标准,除了年龄、学历和专业背景,还需要清晰表明岗位职责,并对求职者的职业道德和奉献精神、学习能力、创新与组织协调能力等综合素质提出要求。发布招聘信息时,除了在医院和上级单位的官网等渠道发布外,还可以利用主流媒体和广泛市场的招聘网站来吸引更多优秀的年轻人才。与有影响力的自媒体博主进行合作也是一个可行的方式,例如在图书情报界,《图情招聘》微信公众号可以传播大量的招聘信息,取得良好效果。另外,还可以向开设相关专业的国内优质高校定向发布招聘信息,实现有针对性的人才招揽。

其次,可以通过专项人才计划引进高层次年轻人才。医院图书馆应充分认识到高层次人才对于图书馆发展的重要推动作用,在当前"学历贬值"趋势下,各行业对求职者学历要求逐渐提高。尤其是在高校图书馆领域中,引进高层次人才已经成为一种趋势。因此,医院图书馆应该意识到高层次人才对于提升医院图书馆研究能力和服务质量的重要性,积极引进高学历、研究型的年轻人才。

在"十四五"期间,医院图书馆需要不断探索与发展,对图书馆员的专业能力要求也越来越高。因此,医院图书馆可以根据自身发展情况和实际需求,设立"高级人才专项计划",招聘所需专业领域的高层次青年人才,以建立与医院高水平临床与科研医护团队相适应的支持队伍。这将有助于进一步弥补高层次人才缺口,提升医院图书馆的发展水平。

总而言之,通过常规化招聘和专项人才计划,医院图书馆可以引进更多优秀的人才,优化团队结构,提升服务能力,以适应不断发展变化的需求。

3.开展细致区分、有针对性的馆员培训教育

实施详细区分和有针对性的馆员培训教育是非常重要的。图书馆与馆员个人之间的双赢关系可以通过系统性的培训来实现。尽管医院图书馆规模较小,

人员构成相对简单,但仍应该对不同类型的馆员进行分类,并全面展开培训工作。

首先,新进馆员需要接受培训。入职培训通常是单位培养人才以及职业生涯起始的第一步。医院图书馆应该在院内入职培训的基础上,将新员工安排到不同岗位上轮岗,由核心岗位的骨干员工进行带教,帮助他们全面了解医院图书馆承担的各项业务及相应的工作流程。同时,这些骨干员工还能够帮助新进员工快速适应工作内容和环境,实现角色转换并进入工作状态。此外,可以以馆内轮岗培训为基础进行必要的考核,将其作为正式承担岗位职责的必要条件。此外,在员工入职初期就给予他们职业生涯规划指导也是非常重要的,结合医院图书馆的实际需求和员工的知识背景以及发展意愿,有针对性地制定并实施培养方案,充分挖掘员工的发展潜力,为医院图书馆的发展积蓄后备力量。

其次,需要进行常态化的馆员素养培训。这种培训应该是一种面向全体馆员的继续教育,其中年轻的馆员可以成为培训的重点对象。常态化的培训内容应该包括道德规范与职业修养、本馆资源与服务体系、专业知识与服务技能、先进工具与分析软件、前沿技术与热点追踪、交流沟通与外语能力等方面的内容。

常态化的馆员培训可以作为馆员继续教育的一部分,给予一定的学分奖励,以提高馆员参与的积极性。此外,常态化培训还应该具有一定的频率和时长,比如每两周进行一次。

最后,要注重中层干部和骨干的培训。对于业务骨干和领导干部的培训,主要应集中在思想政治等方面。可以与医院党委合作,制定培养计划并落实培养措施。通过课堂学习、专题调研以及参加革命老区考察等活动,促进馆内业务骨干和领导干部在政治素养、专业能力和管理水平等方面全面提升。

4.提供机制完善、选择广泛的进修交流机会

医院图书馆在图书馆界这个相对庞大的家族内,通常属于发展落后的成员,实力雄厚的公共图书馆和高校图书馆中,有很多医院图书馆可以借鉴、参考的经验;此外,在国际化背景下,医院图书馆馆员的培养也应当向国际化的趋势迈进。因此,医院图书馆应当积极创造条件,向馆内的优秀青年馆员提供前往国内外优

秀的医院图书馆乃至高校和公共图书馆进修交流、了解国内外图书馆领域前沿理论、模式和技术的机会[34]。开阔馆员的视野,并使其将一流图书馆的各类新理念、新技术、新方法带回工作岗位。

第一、进修人员遴选。进修交流馆员的选拔应当面向全馆业务和科研能力突出、对图书情报领域前沿触角敏锐的馆员;程序上应当严格按照,个人申请和领导推荐相结合,报医院上级主管审核选拔,进修单位考察确定人选执行。

第二、进修质量控制。在每位馆员前往进修交流之前,医院图书馆应当根据自身的实际情况、业务范围和发展期望,拟定相应的交流主题,并要求进修馆员定期向本院图书馆就近期进修情况进行书面或口头汇报。馆员的交流主题,既可以是宏观层面的组织架构、服务理念、发展规划等;也可以是业务层面的资源建设、平台构建、学科服务等。

第三、进修成果分享。在馆员进修学习结束后,医院图书馆还要组织其向全馆工作人员系统地分享他们的进修成果,实现一人进修,全馆人员受益的效果,从而提升全体馆员的意识、理念与技能,达到提升医院图书馆管理、业务等内容的升级和更新[35]。

除了馆员前往先进的图书馆进行学习进修的"走出去"策略,医院图书馆还可以实施"请进来"策略,邀请本领域或相关领域内的知名专家、学者、高级技术人才以讲座讲学等形式进行先进理念、模式和技术交流、指导。此外,也可以请这些高水平专家学者,针对本院图书馆的实际情况和期望,为本院图书馆的战略规划与创新发展提供宝贵的建议。

(三)服务创新与拓展

在大数据和人工智能时代,医院图书馆应当借鉴各领域的创新服务实践,对其服务内容进行创新。主要应当实现基础文献服务的知识化、个性化和移动化,为此还应当完善资源建设、强化对外合作、加强用户培训。

1.服务知识化

信息获取方式与途径的不断拓展,以及医护人员信息素养的不断提升,致使医院图书馆传统的文献资源服务方式已无法满足医护人员的信息需求,他们不再仅关注文献层面的信息,而开始想要获取文献中蕴含的知识。然而大数据时代的到来,对社会生活的方方面面产生了极大影响,在大量的异构数据海洋中,读者获取知识内容的成本和难度急剧增加。因此,对医院图书馆提供知识服务的呼声越来越高。目前图情学界尚未对知识服务进行规范的定义,此处引用目前多数学者公认的观点:即知识服务是以馆员服务能力和知识再创新为基础,针对用户的各种问题参与用户解决问题的整个过程,通过分析特定用户的特定需求,在用户需要时将其最需要的知识传递给用户的深层次智力服务[36]。在目前知识经济飞速发展和网络环境快速变迁的条件下,医院图书馆通过知识化的服务,可以更好地满足读者需要,为自身的发展提供强大的动力。

知识服务的内容是经过挖掘的知识,包括显性和隐性两种类型。在图书馆领域,显性知识主要通过文献数据的收集、储存、传播以及数据库的检索与使用培训等方式传递;而作为其核心竞争力的隐性知识,则包括服务模式、服务特色,服务经验与服务规律等难以通过载体表达组织的知识内容[37]。临床医护工作者所承担的临床诊疗和科研工作,具备高度的专业性和前瞻性,需要医院图书馆的知识服务源源不断的提供知识支持;医院的行政、后勤和管理工作者也会面临许多需要作出宏观决策的工作,医院图书馆相应的知识服务同样可以为他们的工作决策提供参考依据。

因此,促使医院图书馆,不应再仅仅以传统的工作思维开展服务,而是要促使馆员广泛吸纳各个领域的信息、知识,增强其隐性知识储备,面向服务的读者群体开展知识化的服务内容。

2.服务个性化

医院图书馆与公共图书馆和高校图书馆相比,其服务范围较为有限且服务对象相对单一。然而,医院图书馆的读者群体细分更加精细。在实际的图书馆工作中,我们发现不同岗位、职称、学历以及年龄的读者在图书馆资源和服务需求方面存在着不同的特点。甚至在某些情况下,同一类群体中的个体之间也存在一定的差异,而且在不同时期,某个读者的需求偏好也可能有所不同。因此,医院图书馆需要实现精准化、个性化的服务。

　　医院图书馆的个性化服务应该以用户发展为出发点,主要参考用户活动和行为特征,利用科学方法分析用户的实际需求和偏好,并采取相应的策略有针对性地提供服务。简而言之,这是满足用户个性化需求的一个过程。医院图书馆个性化服务的关键在于科学分析用户活动和行为特征,通过提取用户的基本数据和行为记录,可以绘制出用户的整体情况,在医院图书馆内部形成用户档案,作为实施个性化服务的接口和依据。这个用户档案可以是本体模型、向量模型以及用户画像、用户兴趣图谱等多种形式。

　　然而需要注意的是,由于医院图书馆目前规模和信息化程度的限制,许多与用户相关的信息无法进行记录。因此,仍然需要图书馆员对日常工作中接触到的用户数据进行记录和汇总,以确保数据的完整性,使用户需求特点的挖掘工作能够顺利进行。同时,医院图书馆还应该加快信息化和自动化进程,争取尽早实现全自动的数据提取、分析和服务。

　　当前,医院图书馆的个性化服务应以医院的临床、科研、重点学科建设和管理决策为核心。其可以提供基础性服务,包括课题查询、学科导航、论文收录引用评估、定题推送、期刊定制等。此外,还可以为医护人员的理论研究和实践提供深度参考咨询服务或进行信息资源利用的培训等。我们应该不断完善医院图书馆个性化服务的内容和方式,以满足用户的需求,为医院的发展提供更好的支持。

　　3.服务移动化

　　医院图书馆的主要服务对象是院内的职工,特别是临床医护人员。然而,由于他们繁忙的临床诊疗和护理工作,很难抽出时间前往图书馆获取相应的服务。幸运的是,随着微信公众平台的推出,医院图书馆的移动化服务变得更加方便和实用。这个平台提供了简便操作和强大功能,可进行业务服务和用户管理,并允许第三方应用接入和扩展开发。通过该平台,用户可以实时管理用户、消息和素材,并提供留言和请求服务的功能。医院图书馆的微信公众号成为了一个集宣传、服务和交流于一体的移动化信息平台。

　　移动化的医院微信公众平台也为医院的知识化和个性化服务提供了强大的

工具和平台。这使得用户在繁忙的临床工作之余,能够方便地提交自己的服务请求并获得医院图书馆提供的个性化文献信息和知识。这有助于提升医院图书馆在院内的形象和影响力。

4.强化资源建设

资源储量和建设程度对于医院图书馆来说是提供服务的基础。为了实现知识化、个性化和移动化的服务,在医院图书馆中,必须确保拥有充足的文献储量和合理的资源建设。然而,目前大多数医院图书馆面临着纸质和数字资源元数据之间的脱节问题,资源管理模式较为粗放,这对知识化和个性化服务进程带来了严重的阻碍。因此,医院图书馆需要整合纸质和电子资源,与数据库供应商合作,实现数字资源的标准化和精细化管理。同时,还应该加强协同合作,整合异构的数字资源,减少对资源供应商的依赖。

此外,医院图书馆的资源建设应突出其医疗特色和专业特色。通过持续的资源整合,可以形成以数字资源为主、纸质和电子资源相互补充的资源架构,同时建立以临床医学为特色的多元化医学信息资源保障体系。这样,医院图书馆才能更好地满足用户的需求,提供高质量的服务。

5.加强对外合作

由于机构、地域、资源和重视程度的限制,医院图书馆在图书馆业界扮演着弱势地位。为了保障知识化、个性化和移动化服务的顺利开展,加强对外合作成为一个重要举措。

首先,与公共图书馆展开合作是一个可行的方案。虽然医院图书馆具备强大的专业性,但由于经费不足,难以满足读者对综合类图书的需求。而公共图书馆因其长久的发展历程和充足的资金支持,已经形成了健全的分管开设机制。基于此,医院图书馆与公共图书馆之间的合作可以实现馆藏资源的扩充,并满足读者的文化需求。目前,已经有一些成功案例,例如天津市图书馆协助天津市传染病医院建设分馆,并在医院数字图书馆方面取得了明显效果。

其次,医院图书馆之间以及与高校医学图书馆之间可以组建区域图书馆联盟。通过建立联合目录,各图书馆之间可以共享资源;通过联合采购,可以降低资源采购成本;联盟还可以举办培训或研讨会,帮助成员馆的馆员提升工作能力和水平,并提供同行分享新知识、新技术和工作经验的平台。类似的联盟模式在高校之间已经非常常见,例如上海交大医学图书馆联盟、上海复旦大学医学图书馆联盟、福建省数字图书馆联盟等。

通过加强与其他图书馆的合作,医院图书馆可以增强其综合实力并克服一些限制。这将有助于提供更好的服务,满足读者的需求。

6.开展用户培训

为提供更先进、多样和便捷化的服务,用户需要具备更高的信息素养以享受更优质的体验。因此,医院图书馆应建立一个多元化的用户培训体系,以提升用户的信息素养,确保他们在接受医院图书馆服务时能获得最好的体验。用户培训不仅是图书馆服务中的重要环节,也是服务保障的重要内容。临床医护人员是医院图书馆的主要服务对象,他们特别需要"新"和"快"。然而,由于临床医护人员时间碎片化的特点,他们很难接受系统化的用户培训,这导致了信息利用的障碍。

为了解决临床医护人员时间特点的问题,医院图书馆可以设计一种结合小课堂、科室培训和大讲座的用户培训体系。其中,小课堂主要满足个性化需求,科室培训注重科室学科建设,大讲座则致力于大规模的信息素养培训。这种培训体系具有可控选择和灵活调整的特点,可以使医护人员根据自身情况进行选择,提高培训效率。具体的培训方式可以多样化设置,可以由院外专家面向全体成员进行专题讲座,也可以在会议中针对院领导和科主任介绍图书馆资源与服务,同时还可以为规培学员和新进职工提供系统化的教学。参与培训的方式也应多样化,可以通过自助预约,或者参与科室走访等方式。培训内容不仅涵盖资源使用和服务接受方面,还可包括文献管理与分析、论文写作与投稿等方面的设计。

结　语

作为文献资源之一,图书涵盖了广泛的内容,记录着人类的经验和集体记忆,凝聚了自然科学和社会科学的全部知识。它们具有重要的理论意义和实践指导价值。

我国的图书馆一直以来都以丰富的馆藏资源为基础,以满足用户对图书信息的需求为目标,探索各种服务形式、方法和工具。但在实际工作中,图书馆的资源开发和利用并未得到充分发挥,各种信息资源的开发和利用仍有待改进。因此,图书馆应该致力于实现体制创新、方式创新和服务创新,推动资源的开发利用,打破各种制约因素,为信息资源的开发利用创造更好的环境,并明确图书馆在社会文化体系中的定位。

图书馆应该以本地区的图书资源为基础,从图书管理与服务的全生命周期出发,提高图书馆的管理水平,从被动服务模式转向主动服务模式,让用户只需坐等服务上门;专注于书籍的收集、分类和存储,改变对图书供应的关注;从注重时间和数量的利用转向注重社会效益和经济效益,确保图书馆的进一步发展。同时,作为一个公共组织,图书馆的宗旨是追求公共利益,其动机是加强服务,便利和支持人民,使人民能够获得最佳福利。在图书工作从传统向现代转型的过程中,图书馆不仅要为政府提供服务,更应该关注社会和公众,这是图书使用的主要目标。而利用是发挥图书价值、实现资源共享的必然途径。因此,要做好图书馆工作,就必须保障图书管理和图书利用的顺利进行。

参考文献

[1] 曾秋梅.改革医院图书馆管理更好地为医疗、教学科研服务[J].图书馆,1991
(02):58-60.

[2] 王海,刘双红.浅谈现代医院图书馆管理[J].医学情报工作,2002(01):33-34.

[3] 李朝霞.加强医院图书管理工作的思考[J].中医药管理杂志,2005(04):61-
62.DOI:10.16690/j.cnki.1007-9203.2005.04.025.

[4] 陈蔚.医院图书馆管理制度存在的问题及对策[J].中国现代医药杂志,2014,
16(11):97-99.

[5] 陈爱霞.医院图书管理人员绩效评价研究及实践[J].医学信息学杂志,2015,
36(07):83-86.

[6] 边璐.网络信息环境下医院图书管理新模式探究[J].管理观察,2017(07):
82-83.

[7] 张维毅,张朝霞,谭夏.多院区医院图书馆管理和服务存在的问题及其对策
[J].中华医学图书情报杂志,2019,28(09):64-69.

[8] 张宇.医院图书馆管理存在的问题及对策[J].中国现代医药杂志,2021,23
(06):103-104.

[9] 修小新.基于知识管理背景的医院图书馆管理创新思考[J].兰台内外,2022
(01):31-33.

[10] 张政.谈医院图书馆的文献信息检索服务[J].中华医院管理杂志,2000

(01):57.

[11]周春燕.医院图书馆电脑检索室的功能及拓展[J].图书馆论坛,2004(05):
117-120.

[12]尹晓莉.走进循证医学——医院图书馆与循证医学信息检索[J].情报探索,
2005(04):59-62.

[13]王玲,孟笑梅.FMJS在医院图书馆建设中发挥的作用[J].医学信息,2008
(02):197-198.

[14]胡淦英.计算机信息检索对医院图书馆服务的作用[J].当代医学,2013,19
(36):160-161.

[15]李建宏,徐力辛.医院图书馆信息网络系统的设计思想及其实现方案[J].医
疗设备信息,1998(04):11-12+33.

[16]张静海,张方.医院图书馆信息系统资源的建设与利用[J].中华医学图书情
报杂志,2004(02):30-32.

[17]杨涌.医院信息系统与图书馆发展[J].医学信息,2008(08):1331-1332.

[18]李萍,李芳.基于B/S结构的医院图书管理系统的设计与实现[J].泰山学院
学报,2013,35(03):88-93.

[19]韩雪峰,雍维林,王希涛,任晓梅.黑龙江省医院图书馆系统信息资源安全现
状的调研及保障研究[J].航空航天医学杂志,2013,24(07):844-846.

[20]张雅茹,王武化.借助医院网络信息系统提升图书馆信息服务水平[J].医学
信息学杂志,2015,36(01):78-80.

[21]2022年中国互联网用户现状数据统计分析:30-39岁占比最高[EB/OL].
[2022-12-29].https://zjrcjd.cn/shehui/236918.html?btwaf=62496106[60]
2022年中国互联网用户规模及手机用户规模数据统计分析[EB/OL].
[2022-12-29].https://caifuhao.eastmoney.com/news/
202210120954405057613 80[61]TGI指数是什么?[EB/OL].[2022-12-29].
https://baijiahao.baidu.com/s?id=1722739769180737684&wfr=spider&for=pc

[22]赵玉晖.基于网络环境的医学情报服务模式转变及其应对措施探讨[J].卫

生研究,2018,25(21):161-163.

[23]赵红,范红燕.北京地区三甲医院图书馆微信公众服务平台现状及服务建议[J].现代医院,2017(10):1478-1481.

[24]张宏彦.数字图书馆视域下图书馆信息化管理研究[J].黑龙江科学,2020,11(13):142-143.

[25]周炳娟.探析"互联网+"时代高校智慧馆员的培养[J].传媒论坛,2019,2(23):147-148.

[26]张爱芳,王冲,赵晖.网络环境下医院图书馆新型信息服务策略[J].中国卫生产业,2017(7):8-10.

[27]张萌,薛晓芳,齐凤青.学科化服务及学科馆员人才队伍建设[J].中华医学图书情报杂志,2021,21(7):10-12.

[28]周琼.智慧图书馆构建中馆员职业素质能力的培养[J].河南图书学刊,2020,40(7):125-132.

[29]彭松林."十四五"期间省级图书馆转型发展的宏观环境与目标任务分析[J].图书馆,2021(08):1-9.

[30]尤晶晶.大学图书馆面向年轻馆员的人才培养策略探析——以上海交通大学图书馆为例[J].大学图书馆学报,2021,39(03):34-39.

[31]屠淑敏."十四五"时期我国公共图书馆发展环境分析和战略思考[J].国家图书馆学刊,2021,30(02):3-12.

[32]孔宇.关于编制公共图书馆"十四五"规划的思考[J].图书馆学刊,2021,43(02):27-30.

[33]范宜峰,陆耀,沈汧.大数据时代智慧医院图书馆建设机遇与挑战[J].医学信息学杂志,2021,42(02):80-83.

[34]史丹,杨新涯,涂佳琪."十四五"图书馆基础服务的创新发展研究[J].图书情报工作,2021,65(01):64-69.

[35]李玉海,龚丽华.服务"双新全金"的高校图书馆"十四五"规划探析[J].大学图书馆学报,2021,39(01):24-27.

[36]田丽梅.基于PEST分析的高校图书馆"十四五"规划编制环境分析与应对
[J].图书馆,2021(01):18-23.

[37]段美珍,冯占英,李雯,刘娜,周武红."十四五"时期图书馆发展趋势与路径
研究[J].中华医学图书情报杂志,2021,30(01):5-11.